U0391604

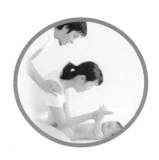

在家用推拿、按摩解决宝宝的常见不适
激发宝宝的自我修复和身体调节能力

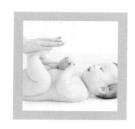
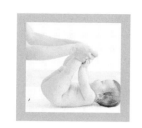
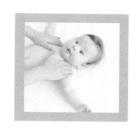

在家学做
小儿推拿

－钟玉明 著－

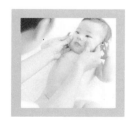
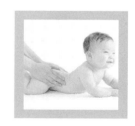
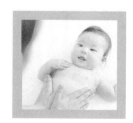

中国妇女出版社

图书在版编目（CIP）数据

在家学做小儿推拿 / 钟玉明著. -- 北京：中国妇
女出版社, 2017.8
ISBN 978-7-5127-1485-4

Ⅰ.①在⋯　Ⅱ.①钟⋯　Ⅲ.①小儿疾病—推拿　Ⅳ.
①R244.15

中国版本图书馆CIP数据核字（2017）第161968号

在家学做小儿推拿

作　　者：钟玉明　著
责任编辑：魏　可
责任印制：王卫东
出版发行：中国妇女出版社
地　　址：北京市东城区史家胡同甲24号　　邮政编码：100010
电　　话：（010）65133160（发行部）　　65133161（邮购）
网　　址：www.womenbooks.cn
法律顾问：北京天达共和律师事务所
经　　销：各地新华书店
印　　刷：北京通州皇家印刷厂
开　　本：165×235　1/16
印　　张：13
字　　数：180千字
版　　次：2017年8月第1版
印　　次：2017年8月第1次
书　　号：ISBN 978-7-5127-1485-4
定　　价：39.80元

推荐序

　　小儿推拿按摩是中医儿科学的一个分支学科，历经千百年淬炼而成，自明代著名中医儿科大家万全首先应用于中医儿科临床，提高了临床疗效。而后随着《小儿按摩经》与《小儿推拿方脉活婴秘旨全书》等专著问世以后，逐渐分化为一个独立的分支学科。

　　小儿推拿是现代"纯绿色"疗法之一，通过按摩、疏通经络的方式，可以在少吃药的情况下让儿童快速恢复健康，短期内可以减轻孩子的临床症状，长期则可以提高机体的代谢能力，让人体的免疫系统得到恢复，所以小儿推拿深受广大人民群众欢迎。

　　中医治病强调天人合一，并非随意胡乱推摩，需要在辨证论治的原则上进行操作，凸显出中医特色。小儿推拿并非简单一推一揉，施术前应认真检查，注意辨别小儿体质。要辨清是脾虚、肺热或脾胃不和等，然后才可施术。

　　小儿气血未全、五脏六腑薄弱，若遇之吐泻惊风则汤药难施，人有寒热温凉之症，小儿推拿可显现出补泻与清补的效果，疾病急性期则效果效验。

"臣字门学派"以"少阳学说"为基础，以"五脏证治"理论为核心，以"从肺论治与从胆论治相结合、伤寒与温病相结合"为医疗特色。门内"徐氏摩按法"更是以"轻柔以调其五脏六腑，重按以理其肌肉筋膜"理论基础。手法特点强调轻柔与快速，临证每收奇效。

吾弟子钟玉明，勤奋好学，勇于探索，多年来致力于小儿推拿，颇有领悟。为了造福广大儿童，编撰《在家做小儿推拿》一书。其书实用性强，通俗易懂，简便易学，便于推广。书中对患儿常见性疾病、护理、饮食等详述详细，可以给患儿家长在日常的养护上给予帮助。在书稿即将付梓刊印之时，心中大悦，欣然命笔，为之作序。承望激励弟子以此为万里长征的起点，在造福儿童的事业上不断进取，再接再厉，再创辉煌。为儿童的卫生健康做出贡献，希望此书能为患儿们带去更多的福音，让更多的患儿免受疾病的困扰。

徐荣谦

丁酉年六月初六日于北京

自 序

我出生于宝岛台湾，学中医之前，只接触过中医正骨。但是我从小对中医有一种莫名的热爱，对孩子也有较好的耐心，也许因天性使然，促使我踏入中医儿科。我的兄弟姐妹足足有六个，我在家中排行老四，在学习中医的过程中，大姐、二姐相继怀孕，当时陪护姐姐坐月子的大多数都是我，对儿科感兴趣也是从这时候开始。写这本书时考虑了很久，书的内容实用性必须要强，如果写出生活中的"故事"，或许大家读起来就不会觉得枯燥乏味了。

学习中医儿科最大的感触就是，适当地配合小儿推拿或外治法（如刮痧、放血、拔罐等），往往会有令人惊喜的效果。中医讲究的是望闻问切，是一种观察性很强的医学，不论大人或孩子，必须非常仔细地对待，一句话就是胆大心细，所以我在临床上很注意观察孩子的行为和姿态。许多家长带着孩子来就诊，往往第一句话就是问："我的孩子这个病可以推拿治好吗？"我的回答是："看什么病？"

曾经在医院临床实习的时候，看过一个孩子是小儿抽动症，非常的重，重到所有的肢体行为和叫声跟狗类似，往往未见到孩子就可以远远地听见"汪汪"的狗叫声，声调相当尖锐。当时那个孩子已经13岁，由于不自主的行为会影响别人上学，所以他从来没有上过学，父母在家里请家教上课。当时孩子已经进行小儿推拿再加上口服中药2年了，情况虽好转很多，但是一直不能根治，反复性较高。我第一次看见孩子时，他是一个相当乐观、坚强的孩子。我站在孩子背后，注意到孩子的脖子后头有莫名的骨节凸起，颈部也出现了少许侧偏，进行触摸时发现颈椎骨节并不连贯，当时就详细询问了患儿家长。原来孩子在患小儿抽动症的前半年骑自行车曾狠狠地摔过一次，之后半年就不定时出现肢体抽动的情况，后续抽动症状才逐渐频繁加重。我跟老师商量后建议先去中医骨科拍个片子看看，结果是颈椎骨节错位，需要中医正骨治疗，经治疗3个月后，孩子的症状已经基本稳定了，反复性大大地降低。这就是一个例子，骨节错位导致神经不稳定。所以，想利用小儿推拿来治疗疾病，家长首先需要判断什么样的疾病可以利用小儿推拿来进行治疗。

近年来小儿推拿受到许多家长的热捧，市面上关于小儿推拿的书参差不齐，甚至有许多家长拿着书来与我一个一个对质，往往出现补泻、手法往返不一的情况，尤其是临床效果。有些妈妈甚至会跟我诉苦："钟老师，小儿推拿一点儿用都没有，在家推拿根本效果不明显。"其实不是没有效果，而是在于"什么样的病才会有效果"，其次才是手法的问题。为什么有些人推拿效果好，有些人推拿却一点儿都没有起色，其实根本的原因在于孩子"气血和脾胃"的变化。

我做小儿推拿最大的不同之处在于排除"经络气结点",只要排除了,就可以大大地降低病情的反复率。和大家分享一个例子,有一个宝宝已经2岁了,小名叫阔阔,一大早妈妈带着孩子来我的诊室,跟我说从昨天晚上开始孩子喊"肚子疼",把当时的照片让我看了之后,我的脑海中出现了一种动物,就是"青蛙"的肚子。大家可能很难想象,一个2岁的宝宝肚子怎么这么大,就像顶着一颗大西瓜。手机视频里宝宝肚子痛得在床上打滚,不让任何人碰或抱,父母着急之下立即赶到私立医院儿科就诊,但是一宿检查下来都正常,没有办法只好又开着车回家。开车时经过了一段颠簸的路,车子晃动得比较厉害,数十个又臭又响的屁散布在车内之后,宝宝随之就睡着了,肚子也就消下去一半,隔天一早就立即抱到我这里来了。观察了孩子的面色和昨夜里的检验单,可以断定这个孩子就是"脾虚气滞"。

这类的宝宝喜欢让家长抱,不喜动,夜里时常惊哭,喜欢静态的运动,如绘画、拼图、读书等,看见溜滑梯都没有想玩的冲动,或者玩一下就觉得累,时常需要家长抱着。这些都是患儿气血较为不足的表现,还可见到面色暗黄,食欲差或过盛。

对这个宝宝当时就是以排除气结点的方式来治疗。我为什么对这个孩子印象如此深刻,因为他对小儿推拿很有耐受力,经络较为敏感。当日推拿后夜里腹泻达十余次,刚开始是不成形的稠粥样便,后面就变成稀水样便,味道奇臭无比,特别腥。父母很着急,通过医院电话联络我,我咨询了宝宝的情况，首先是食欲恢复正常，其次是精神好，次日接着推拿一次后大便恢复正常，而夜间已没有惊哭的情况，接着推拿了5次巩固其疗效。

这个孩子推拿的时间非常及时，并没有拖延病情，而且在没有用药的情况下身体自动排泄肠道杂质，所以机体恢复得也快。我在临床上对小儿推拿介入的时间点要求很高，一定要及时，疗效就更为突出，像发热、咳嗽、鼻塞、流涕、腹泻、呕吐，都不要拖延日久才想到小儿推拿。中医认为久病则入经入络，不论推拿、中药、针灸道理都是一样的，所以"时间点"非常重要，治疗越及时，后面推拿的次数越少，疗效越高。

我推崇"经络气结点"推拿法，所谓的"气结"主要分布在手掌和脚底，我认为"初病在手，久病在足，气虚者先推其手后推其足，气实者推手则足矣"，初病指的是刚刚得病时，如腹泻、发热等急性病。如果病邪日积月累，往往就在身体内蔓延，气结点就会累积至足底，这时推拿治疗不仅时间长，疗效也要连续推拿7～10次才能显现出来，效果相对来得慢些。气实者则体内气血旺盛，气结点往往只限于手部，故推拿手部疗效就非常明确，所以宝宝得病时要注意推拿的时间点及部位。另外，在排除经络气结点时需要使用工具如按摩棒，利用按摩棒推除气结点较为准确，也能适当地保护自己避免腕关节受损。

我在临床上很重视气血和脾胃的平衡点，两者太过或不及都不行。在此给大家举一个例子，有一天下午院内大夫转诊一个宝宝过来，其实仔细一问就是孩子出现"夜啼不安"的情况，也就是睡觉哭闹、不安稳的情况。孩子的姥姥把孩子抱了过来，她说，自己天天跟孩子睡觉，已经快要神经衰弱了。临床上有些患者还会说自己的孩子是不是"中邪"了，私底下驱邪的、念咒的什么都有。其实这种情况大多跟脾胃和气血相关，而姥姥怀里这个孩子就是气血壅滞于脾胃太过，内热扰心。

很多人就说，钟老师你说得不对，孩子小，大多都是气血、脾胃不足的，怎么会太过呢？其实临床上这种情况真的很少见，但是不能代表没有，这个孩子的姥姥因为近日心脏不适，泡了西洋参片，喝了一周觉得好多了，觉得效果真是不错，所以每次把最后一口西洋参茶给孩子喝了，孩子也跟着喝了一周，所以才有夜闹不安的情况，就一句话"补大发了"。

临床上什么都能见到，甚至还有给孩子吃鹿茸的，性器官发育得让人很难想象，才7岁的孩子生殖器跟成人一样。其实，现在的孩子不需要太过于补益的药品或食品。中医认为饮食应三分饥与寒，许多人都知道但做到的却没有几个。有些人甚至认为孩子必须三餐都要食欲好、吃得好才是正常的。另外还要加上奶，这样吃饭才算是正常，但是这样子吃饭需要有个平衡点，饭吃得好，奶量就要适当地减少，不然长久下去就会积食。就成人而言，三餐吃得好再加上奶，时间长了也会出现晚上不想吃饭只想喝粥的情况，所以还是要注意饮食方面的均衡。

中医对我而言就是一个神奇的医学，只要一些草药或推其经络就会起到令人意想不到的效果。有些患儿的妈妈常常会说"是药三分毒"，担心吃中药对宝宝的身体不好，我的答案是"不会"，除非是特殊的中药，一般中药按古法炮制便可以除去药里的毒性。举个例子，前一阵子对何首乌这药有非常大的争议，由于中药知识的普及，病人一旦看见"何首乌"这味药，反应往往如临大敌，就连我在临床上开方子也经常受阻。生首乌当然会有毒性，而炮制过的何首乌毒性则大大降低，所以有没有毒性往往看炮制有没有到位。有些人喜欢购买便宜或来历不明的中药，因为价格便宜，往往并没有按照古法炮制，所以近几年经常报道中药有毒性的新闻。而中医所说"是药三分毒"指的是不按辨证论治胡乱用药所致。中医讲究"辨证论治"，就连水果也是有讲究的，像香蕉是富含营养的水果，性大寒，不但能防癌，也可以促进大便的通畅，但是由于含有丰富的钾，对于心脏功能不好或肾病、尿毒症、拉稀的患儿而言就是"毒药"。普通的水果如此，更何况是中药呢？所以不论吃什么食物或水果，服中药或小儿推拿，只要辨证论治准确，对人体是不会有危害的。

由于医学在不断地进步，书中的内容经过多年的验证、创新还会逐渐有所改变，这就是"临床医学"。但书却永远代替不了临床医师对病人的诊疗。书中内容虽已校稿多次，难免会有纰漏之处，望各位妈妈多加指教，也希望这本书能给父母们带来帮助。

钟玉明

致　谢

　　在此感谢我的导师徐荣谦教授、长春中医药大学的刘玉书教授，谢谢两位老师对我的谆谆教诲，在儿科广阔的领域中让我了解到中医儿科的精髓所在。谢谢好友程佳慧、师妹朱洧仪的鼎力相助，对此书进行校正。另外，对陈芳纯及黄川木夫妇表示感激，他们是我真正的良师益友，有了他们对我的支持，才能成就现在的我。这本书中有许多的内容、经验来源于临床，孩子们是我的灵感泉源，感谢孩子们对我的爱护及支持。

　　将此书献给我的母亲——廖彩牙女士

钟玉明

2017年3月3日　于北京

目 录

第一章
一定要学的小儿推拿基础知识

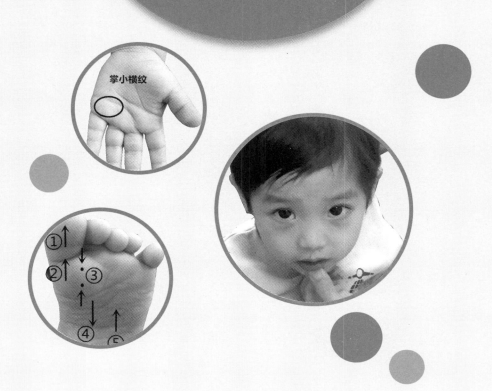

掌小横纹

树立小儿推拿的正确观念

　　小儿推拿用在对的地方就是一门神奇的医学，但是不要以为什么疾病用小儿推拿都可以治愈，这是不对的观念。在推拿的工作中遇过一个叫果果的3岁孩子，这个孩子来的时候咳嗽、痰多、鼻塞、流涕。我进行了常规检查，诊断最轻都是急性支气管炎的程度，当下建议家长及时口服中药或西药治疗。由于孩子反复咳嗽已久，点滴和口服西药怕对孩子脾胃有所损伤，故当下建议孩子口服中药，但是家长拒绝了，就想利用小儿推拿来治疗咳嗽。隔日上午我在看诊，孩子来推拿时经过我的诊室门口，我听见了孩子的咳嗽声，心想这咳嗽声不对，起身到走廊听了孩子肺部，跟家长说孩子的病可能快要转化成肺炎了，建议让老专家看看。家长挂号后说还是支气管炎，没事，老专家开了5服汤药，过了5天家长来医院退药，跟我说当日下午孩子喝不进去中药，父母就没有强迫，接着当天晚上孩子发高烧，送到儿童医院就被诊断为肺炎。

　　这个例子发病时间非常短，从支气管炎到肺炎就半天时间，这就是儿科的特点，即"病情急速"，这跟成人病情的发展速度有很大的差距。这个病例告诉我们一个事实，小儿推拿治疗疾病是有局限性的，小儿推拿是一门很神奇的医学没错，但是必须有针对性，而且需要在辨证论治的基础上使用，这才是真正的中医。

小儿推拿前的准备事项

1.推拿准备顺序：选择好部位及各个穴位的推拿时间→清洗双手→准备润滑油或玉米淀粉、按摩棒→患儿取坐姿或卧姿（睡觉时较佳）→注意室内及手掌温度→推拿部位依次为手掌、前胸、腹部、背部，时间约20分钟。

2.推拿环境安静整洁，空气流通，室内温度应保持在25℃左右。

3.操作者指甲要剪短，指甲上尽量不要有美甲的装饰品，不要佩戴首饰，以防损伤患儿皮肤。每次操作前要洗手（可使用免洗消毒液）。手掌温度应略接近孩子的皮肤温度，避免刺激孩子，如果手部凉可以互相摩擦生热后再行推拿。

4.操作者应该掌握用力均匀，操作时以皮肤轻微潮红为度，手法宜轻而和缓，不宜过分用力，特别是使用掐法时要注意保护孩子的皮肤。推拿要结合孩子的具体情况决定推拿的力度、时间和次数。一定按照操作程序进行。

5.推拿时需要配合润滑剂，减轻摩擦，避免损伤皮肤，可使用玉米淀粉、橄榄油等。

6.孩子的姿势坐卧均可，尽量达到舒适自然。

7.皮肤破损、溃疡、出血性疾病（如血小板减少）、创伤性出血、全身皮肤湿疹等，禁止做推拿按摩。

8.推拿后要注意避风保暖，以免遭受外邪侵袭，加重病情，影响疗效，尤其是发汗的孩子，更应该加以注意。

9.小儿推拿时间一般为20分钟，空腹1个小时后，每日一次，急性疾病可以一日2次，如发热、急性腹泻等疾病。

帮孩子取穴的几项技巧

小儿推拿跟成人较为不同，多偏重于头面部、前胸和后背、肘部以下，推拿多以左手为主，因为左手离心脏较近，从气血的角度来说，刺激穴位的强度较好。如果左手受伤不适，也可以用右手，目前临床上普遍推拿以左手为主，总的来说临床上一般不分男左女右。

操作顺序：头面部→四肢→腹部→捏积。这样不会遗漏推拿的穴位。以消化道疾病为主则直接从左手推拿，以解表退热为主则从头面部开始。疾病不同，推拿顺序各不相同。小儿推拿手法是有补泻之分的，总原则"向心脏方向为补法，离心方向则为泻法"，但是清天河水方向却是例外，在各自章节中将会详述。

小儿推拿的基本手法

推法

推法分三种（向心方向为补）、泻法（离心方向为泻）以及平补平泻（来回往复，为清补法），因方向不同，作用也不一样。小儿推拿手法中有些方向是例外的，如推"天河水"是向心推属于清法，是退热大穴，推时皮肤需要微微潮红，必要时可以配合风池、三关、六腑等穴加强解表退热的效果。图1则是推大肠，俗称泻大肠，为直推法（推法手法有直推法、分推法、旋推法、合推法，在介绍推拿穴位时会具体介绍）。

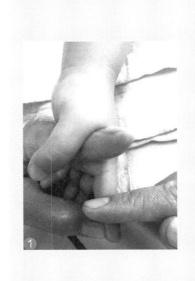

揉法

顺时针或逆时针方向旋转按揉，称为揉法（揉法分类有指揉法、鱼际揉法、掌跟揉法三种，指揉法最为常见，如图2揉板门）。

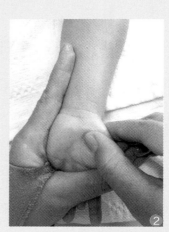

按法

以拇指或中指、食指对某一处穴位进行按压，治疗痛症最为常见，如腹痛、便秘、头疼等（有指按法和掌按法两种，以指按法较为多见，如图3拇指及食指按压曲池和孔最）。

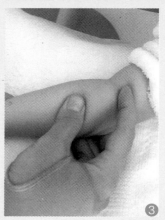

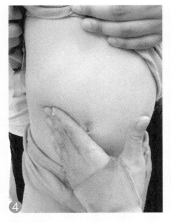

摩法

以掌跟或食指、中指、无名指，附着于部位上，连带着前臂进行有规律的旋转动作，最常见为摩腹。

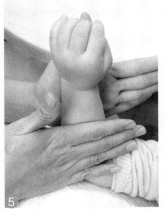

搓法

固定一个部位，利用双手互相交替用力做反方向来回搓动，称为搓法。

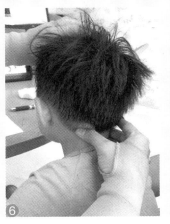

拿法

以拇、食两指，适当拿住选定部位（穴位所在处），两指反复增减用力，称为拿法。这个手法我经常用在风池穴，往往是解表退热、流清涕的时候使用。

捏法

　　最常用的为背部的捏脊法，以拇指和四指相互捏拿移动，常用于脊柱两侧，有宣通阳气的效果。

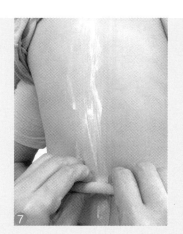

擦法

　　用掌跟和大小鱼际附在固定的部位来回摩擦，最常见的部位为腰背部及腹部，具有一定的产热效果，往往用在虚寒证上。

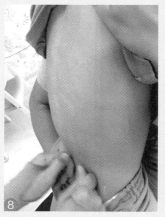

捣法

　　用中指和食指屈曲在固定部位或穴位上做有节律的上下捣击，以腕关节为中心，上下叩击，需要注意力度，如最常见的下捣小天心等穴。

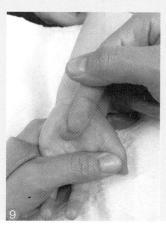

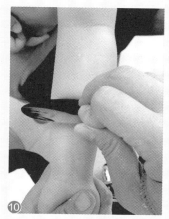

刮法

在固定的部位上进行快速单方向的直线刮动，需要油类润滑剂，如橄榄油或婴儿油都可以，也可以利用刮痧板来刮动，大多有清热的效果，常用来退热、祛火。

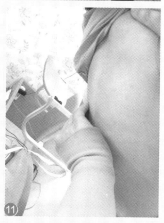

拍法

以空掌拍打体表部位，常用于捏脊结束后拍背的操作，具有舒筋活络的作用，可以缓解捏脊后的不适感。

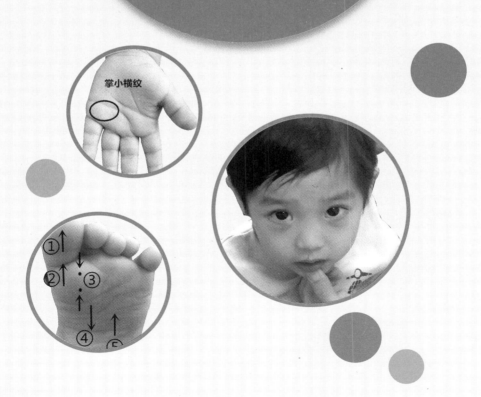

第二章
小儿推拿相关的
中医基础知识

小儿治病必求于本

治病必求于本是小儿推拿的基本原则，这里的"本"指的就是疾病的本质，往往源于阴阳之间的不平衡，而阴阳与五脏六腑相搭配，形成了阴阳经络互相交汇的网络体系，这是非常艰涩而且深奥的理论，一字一句简述也无法给予大家满意的答复。朱丹溪在《格致余论》中曾说"病之有本，犹草之有根也。去叶不去根，草犹在也"，就是说治病需要找到根本的原因，只去叶而不去根，草还是会反复生长。对免疫力低下的儿童来说，不从体质上整体调理是不行的，容易这次好了下次接着还生病。而最为典型的例子就是肺炎反复的患儿，这类患儿往往就是痰作祟，加上反复使用抗生素使得脾胃无法代谢肺部的痰液，体质低下也无法自行吸收，到后面往往短暂地好转，但由于痰不好吸收，孩子容易再次反复出现肺炎、发热，所以治病求于本对于反复生病的孩子显得更加重要。

辨别小儿的中医体质

明代中医儿科大家万全曾提出，小儿"肝常有余、脾常不足"，"心常有余，肺常不足，肾常虚"，"阳常有余、阴常不足"，同时提出孩子治病首在"保护胃气"，强调治病与小儿推拿并重，小儿体质除了具备以上的特点之外，还会与风、寒、暑、湿、燥、火六邪相互夹杂而成。就目前临床观察，中医目前将体质分成七种：平和质、湿热质、阳虚质、气郁质、阴虚质、痰湿质、气虚质。体质指的就是身体内阴阳气血的主要偏向，临床上往往以相互夹杂较多。有些孩子一受凉就容易流涕、咳嗽，这类就属于气虚或痰湿质；有些却是吃多了出现咳嗽、流涕，这类就偏向于湿热质。不同的体质偏向造就了不同的饮食及生活习惯。如气虚、阳虚、痰湿质，需要少食甜食和油腻的西餐；而湿热质、阴虚质、气郁质就需要减少多余的零食，培养多喝水的习惯，吃饭八分饱，提高运动量以加快身体的新陈代谢。

小儿推拿"经络气结点"的重要性

　　人体的经络气血运行是无环无端，周无休止，气血循环决定了人体内部的病理反应。孩子从小三餐吃得好、运动量少，经络就会逐渐阻滞并出现气结，造就肥胖的体型，日久累积高血压、高血糖等问题都会随之出现，而且还有年轻化的趋势。而小儿推拿就是针对经络气结点来进行推拿按压、加强气血运化功能，来排除经络中的阻塞点，中医《内经》曾说"血气不和，百病乃变化而生"，所以调理好气与血之间的平衡最为重要，而不是单方面越多越好。

　　气太过则易逆，像夜啼不安、咽痛、便秘、肺热、咳嗽等都是属于这个范畴；血太过则是高血脂、高血糖，容易造就孩子湿热的体质。而气和血两者不足也不行，不但影响生长发育，免疫力也会逐渐下降。人的七情六欲、饮食习惯、环境都会导致人体的经络出现气结，所以我们在给孩子推拿的时候，以排除这些气结为主要目的。每一种气结性质都不同，有的触之如豆腐、软糖；严重的就如石头一样，如肺炎、哮喘的患儿，父母在给孩子推拿时可以针对这些部位并加强推拿次数及力度。《灵枢·经脉》

曾说"经脉者，所以决死生，处百病，调虚实，不可不通也"，所以疏通气结是提高体质的重要基础。但儿科推拿临床上会有一种特殊情况，严重的气血不足、免疫力低下而且迁延日久的患儿，反而触不到气结点。因为正气不足无法抵御外来的邪气，自身无法祛邪外出，故气结无法显现于末梢四肢，所以这类患儿需重点推拿脾胃，因人体五脏六腑皆有赖于脾胃的水谷精微，所以必须不断充养，方能保持充沛不衰。

临床疾病气结点聚集处		
手掌部位	常见疾病	注意事项
板门	便秘、积食、腹胀	推拿疼痛感明显，气结如葡萄串。
三关	鼻炎、反复流涕、发热	气结靠近时横纹处。
天河水	咳嗽痰多、哮喘急性期	气结更为明显，如硬币大小。
小天心	长期反复低烧、夜啼不安	触之如细小颗粒，质地硬。
掌小横纹	小便黄、口疮	质地如软糖，疼痛感较不明显。
肺经	咽炎、咽痛、咳嗽、肺炎、哮喘	咽炎、咽痛气结靠近指尖处。
肝经	夜啼不安、烦躁	细小颗粒，疼痛感明显，注意力度。
脾经	厌食、食欲不振、免疫力低下	久病气结不显，先补脾后散气结。
四横纹	反复肺炎、反复哮喘、久咳痰多、腹胀	触之如石头，推拿时间长，疼痛值最高。
定喘穴	哮喘、发热急性期	质地、大小如乒乓球，较疼痛，按揉次数宜少。

第三章
小儿中医四季调护

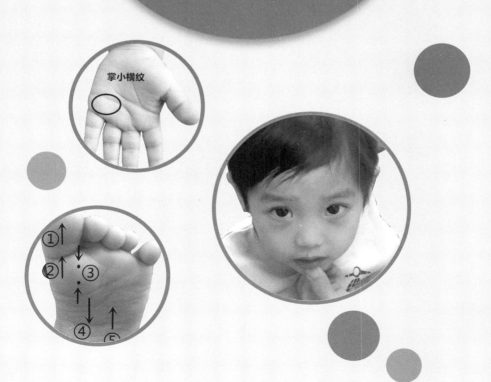

掌小横纹

① ② ③ ④ ⑤

春季调护

春季是大地阳气回升之际，与肝气相呼应，肝为刚脏，易亢易逆，体阴而用阳，同时具有调畅气机的生理功能。小儿肝阴未充而肝阳之气较盛，故孩子春季易受惊吓，在思维和行为上自我约束较差，表现会较为好动、性格急躁，甚至容易出现梦游。神经系统疾病如小儿抽动的发病率和复发率也会提高很多。

小儿春季在日常生活中需要给予疏泄的管道，定期增加孩子的运动量及次数，与孩子的沟通需要更有耐心，说话技巧偏向于疏导的方式，不能过于压制。

饮食方面少食酸性食物及水果，食物以清补为主，不能过于温补，要适当地搭配养阴的食物。3月～4月正处于初春之际，可以多食大蒜、葱、菠菜、姜等。4月后适当加入养阴的食物，如鲜百合、鸭肉、苦瓜、荠菜等，可以调补小儿肝阴之不足。

夏季调护

　　夏季为阳气最盛之际，夏季五行归火，容易火邪致病，如疱疹性咽峡炎、化脓性扁桃体炎、口疮等是孩子夏季常见病。中医认为"春夏养阳，秋冬养阴"，此时需要顾及脾胃根本，所以夏季吹空调、吃冰激凌容易伤及人体阳气，易出现感冒、发热、痢疾、急性肠胃炎等疾病。

　　所以夏季饮食需节制，如冰品、寒凉瓜类需要适当，空调也要少吹，不可以太过。夏季尽量避免高热量、高蛋白的饮食；肉类以清淡为主，减少油炸、煎等，以清蒸的烹调方式最不上火；葱、姜、大蒜等发物少食。夏季人体新陈代谢较快，需要大量饮水或运动饮料来补充流失的电解质，夏季流汗过多容易耗伤肺气，可以食用丝瓜、绿豆汤、酸梅汤、冬瓜等食物。

秋季调护

　　秋季与肺气相呼应，肺为娇脏，喜清润，同时开窍于鼻，为咽喉之门户，故秋季气候干燥，容易出现鼻炎、咽炎、肺燥、咳嗽等疾病。如果居住地域为干燥性气候，则发病率更高。秋季以滋润脏腑为原则，宜多食用马蹄、莲藕、梨、芹、银耳菜等食材。秋季要尽量避免食辛辣、油腻之品，容易伤及肺脏之阴。而秋季易伤肝，需要适当食用酸性食物，如葡萄、石榴、苹果、山楂等。

冬季调护

　　冬季与肾气相呼应，味咸则入肾，应少食咸避免肾气过亢。另外可以摄取高热量的食物，如肉类（鸡、猪、鱼等），而鸭肉能滋养五脏之阴，适合易上火的孩子等。秋冬养阴可以食用白萝卜来清热润燥、消食祛痰。尤其是冬季室内供热后，人们饮食、饮水都以热食居多，孩子容易积食化热生痰，此时食用白萝卜、马蹄就非常合适。切记勿在冬季食用反季的水果，如西瓜、哈密瓜等，容易伤及脾胃阳气，不利于冬末春初的阳气升发。

第四章
小儿推拿常用穴位详解

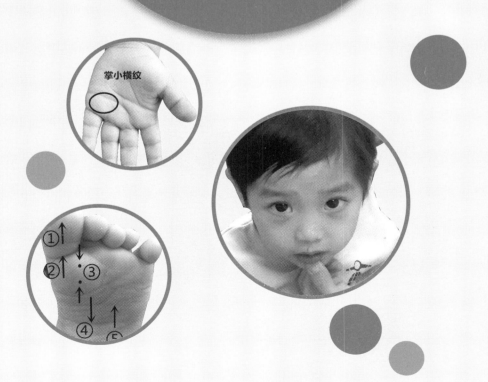

掌小横纹

头面部常用穴位

攒竹

[位置] 眉头至前发际一直线。

[作用] 醒神开窍，解表退热。

[操作] 以推法为主，两手大拇指来回直推，30次~50次。

[临床应用] 发热、头晕、头疼及呕吐、近视。

[注意事项] 常出虚汗、腹泻、消化不良的孩子需要谨慎，与推坎宫、运太阳、揉耳后高骨一起俗称"解表四大手法"，具有解表散寒的效果。

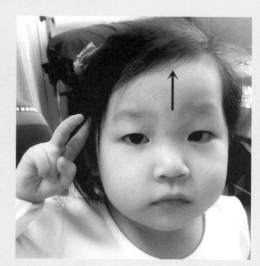

坎宫

［位置］眉头至眉梢一横线直推。

［作用］解表退热，明目，止痛，安神。

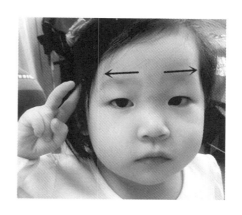

［操作］眉头至眉梢分推，30次~50次。

［临床应用］发热、头疼及眨眼过度（抽动症）、近视等。

［注意事项］这个位置如果有眼压过高或眼部先天性畸形，请咨询医师后再行推拿。

太阳穴

［位置］在两眉梢后凹陷处（眉梢与眼外角连线中点）。

［作用］解表退热，止痛，安神。

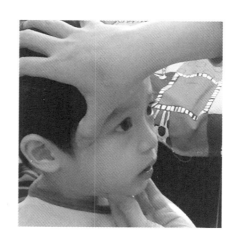

［操作］拇指或中指、食指端分别在左右两太阳穴上揉动。向眼方向揉为补，向耳后揉为泻，约50次（3分钟）。

［临床应用］外感发热、头痛、头晕、麦粒肿、近视、弱视。

［注意事项］按压力度不能太重，注意手法方向，小儿大多以泻法为主（向耳朵方向按揉）。

人中

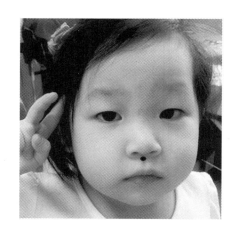

［位置］人中沟上1/3。

［作用］醒神开窍。

［操作］掐法为主。

［临床应用］昏迷、脑卒中、高热惊厥、癫痫发作。

［注意事项］急性期力度不宜轻，为急救要穴，有定惊醒神的效果。

百会

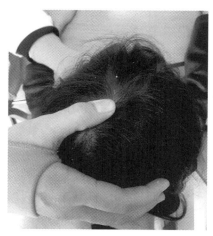

［位置］头顶部，两侧耳尖与头部中点连线交汇处。

［作用］安神，止痛，提升阳气。

［操作］按法或揉法为主，5分钟左右（100次～200次）。

［临床应用］临床常运用于头痛头晕、鼻塞、失眠、夜啼、发热、呕吐、腹泻。

［注意事项］力度不宜过重，在腹泻、鼻塞流涕时则配合艾灸效果更佳（若出现热证如上火、扁桃体红肿则不宜艾灸）。

高骨

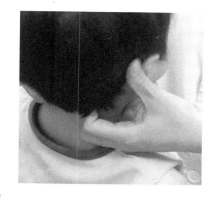

［位置］耳后入发际，一般又称耳后高骨。

［作用］发汗解表，安神。

［操作］揉法为主，运用大拇指和食指按揉，按揉时间约3分钟（100次）。

［临床应用］发热、流清涕、夜啼惊哭。

［注意事项］发热期间此穴按揉时容易酸疼，力度建议由轻至重，适合发热无汗的宝宝，另外配合风池穴效果更佳。

风池

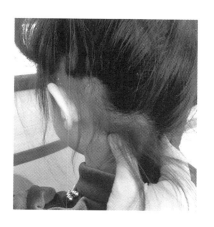

［位置］耳后方的凹陷中（乳突后方）。

［作用］解表，通窍。

［操作］拿法或揉法为主，一手扶着患儿头部，另一只手的拇指和食指按揉此穴，临床上称为拿风池，按揉30次～50次（约3分钟）。

［临床应用］高热、流涕、颈椎病。

［注意事项］如果是单纯着凉发热，这个穴位是必推的，有发汗解表的效果，尤其是高热不出汗的孩子，建议按揉至出汗为佳，力度均匀即可。

迎香

［位置］鼻翼旁开0.5寸，鼻唇沟。

［作用］宣通鼻窍，解表。

［操作］患儿平躺，用食、中指按揉5分钟（100次）。

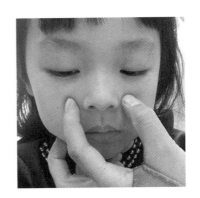

［临床应用］鼻炎、鼻塞、流涕。

［注意事项］按揉速度不宜太快，鼻炎严重建议按揉时间延长，配合攒竹、坎宫效果更佳。

承浆

［位置］唇部正中线下方。

［作用］醒神，开窍。

［操作］患儿坐位，医者用食指或拇指掐或揉，5次~10次（约1分钟）。

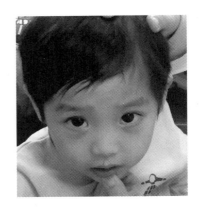

［临床应用］昏迷、牙痛、不出牙、流口水多、咽炎。

［注意事项］对于牙不出或口水多的患儿效果不错。

肩背腰骶部常用穴位

大椎

［位置］第七颈椎棘突下凹陷中（低头时
颈部有凸出，下方凹陷中）。

［作用］解表清热。

［操作］坐位，以大拇指和食指集中于此
穴进行揉法，30次～50次。

［临床应用］发热、扁桃体炎、咳嗽、咽
痛、哮喘

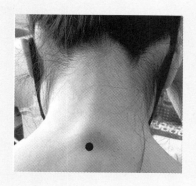

［注意事项］肺热炽盛，此穴刮痧或挤痧至皮肤出现红色或紫红色效果更
佳（临床上痧印一般5～7天才能逐渐消退）。

定喘

[位置] 背部，第七颈椎棘突下凹陷中为大椎穴，旁开0.5寸。

[作用] 止咳定喘。

[操作] 坐位，以中指和食指进行揉法，30次~50次。

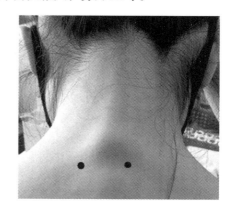

[临床应用] 急性哮喘、咳嗽、发热。

[注意事项] 此穴为经外奇穴，对哮喘效果极佳。

肩井

[位置] 两侧肩膀中点最高处（大椎穴和肩峰高点连线中点）。

[作用] 宣通气血，解表。

[操作] 拿法为主，患儿采取坐位，用拇指、食指、中指对称提拿，3次~5次。

[临床应用] 适用于感冒、流涕、轻微咳嗽、颈椎病。

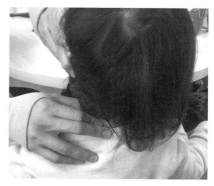

[注意事项] 捏脊后续的结束手法，捏脊提拿此处气血才能遍布周身，不然容易气血不通。

肺俞

［位置］第三胸椎下旁开1.5寸。

［作用］调理肺气，止咳平喘。

［操作］多以揉法为主。拇指、食指或中指按揉，100次～150次，同时往下分推肺俞，100次。

［临床应用］咳嗽、哮喘、痰多咳嗽、感冒、发热。

［注意事项］用于治疗呼吸道系统疾病，临床上痰多、急咳，加入分推肺俞，可再配合刮痧、挤痧加强清肺化痰的效果。

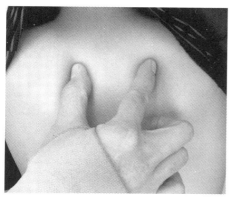
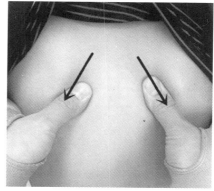

肝俞

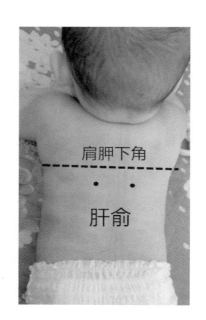

［位置］第九胸椎棘突下旁开1.5寸（肩胛下角为第七胸椎往下约2寸，横两指）。

［作用］疏肝气，祛风热。

［操作］以揉法为主，以食指或中指按揉，30次~50次。

［临床应用］夜啼不安、烦躁、多梦。

［注意事项］为夜啼不安必揉之穴，若伴随口唇红赤、夜间尖叫哭闹则配合挤痧效果更佳。

脾俞

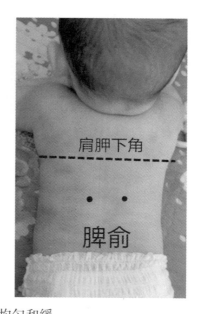

［位置］第十一胸椎棘突下旁开1.5寸（肩胛下角往下约4寸，横四指）。

［作用］健脾益气，运化痰湿。

［操作］以揉法为主，以食指、中指端按揉，50次~100次（约3分钟）。

［临床应用］食欲不振、厌食、积食、呕吐、腹泻、消化不良等消化系统疾病。

［注意事项］反复腹泻、消化不良配合补脾经、上推七节骨效果更佳，注意力度均匀和缓。

肾俞

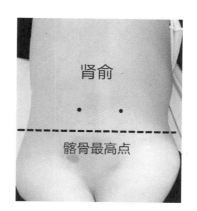

［位置］第二腰椎旁开1.5寸（与肚脐齐平）。

［作用］补肾益气。

［操作］以食指、中指端按揉，50次～100次（约3分钟）。

［临床应用］反复哮喘发作、久咳不止、腹泻、脑瘫患儿遗尿。

［注意事项］可以适当配合二马、补脾经效果更佳。

七节骨

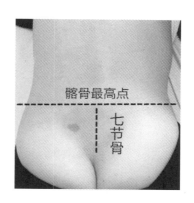

［位置］第四腰椎至尾骶骨成一直线（髂骨高点为系裤腰带位置）。

［作用］通腑气，止泻。

［操作］以推法为主，方向不同则作用相反，自上往下称下推七节骨，自下往上称上推七节骨，100次～200次，随着症状减轻，需要适当地减少推拿次数，病终即止。

［临床应用］肠热便秘、反复消化不良、腹泻、尿床、痢疾、肠炎遗尿。

［注意事项］如果虚寒性腹泻上推七节骨效果极佳，单推时间需要持续30分钟～1小时，可以配合稀释后的生姜精油推拿效果更好。痢疾和肠炎病情变化较快，需要检验大便和验血避免耽误病情，在时间和加减穴位上需要辨证论治准确，同时要配合祛寒泻热等手法。

龟尾

[位置] 尾椎骨处。

[作用] 止泻，通便。

[操作] 揉法，脊柱最末端，以食指或中指进行按揉，30次~80次。

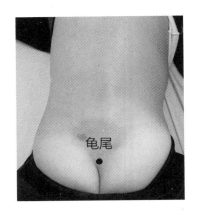

[临床应用] 腹泻、长期消化不良、便秘。

[注意事项] 长期消化不良、反复腹泻的患儿，可以在按揉的基础上配合艾灸。家长需要注意温度，避免烫伤宝宝皮肤，艾灸时间5~10分钟，一天1次~2次，连续3~5天。注意肠热便秘患儿不适宜艾灸。

大肠俞

[位置] 第四腰椎棘突下，旁开1.5寸（后背两侧髂骨连线高点）。

[作用] 通腑气，泻肠热，和脾胃。

[操作] 用食指和中指按揉，50次~100次（约3分钟）。

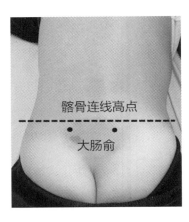

[临床应用] 便秘、腹泻、腹痛。

[注意事项] 习惯性便秘患儿加上挤痧、刮痧效果更佳。

捏脊

［位置］背部，脊柱两侧。

［作用］调和气血，宣通五脏六腑。

［操作］大拇指在下，其余三指在上，
将皮肤夹起，双手反复交替捏拿，由尾
椎到大椎为1次，捏4次～6次，以微微潮
红为度。

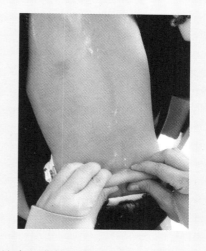

［临床应用］反复咳嗽、鼻炎、流涕、
积食、便秘、食欲不振。

［注意事项］捏脊次数需要观察皮肤是
否潮红，尤其月份较小的宝宝，需要视情况减少次数。便秘、上火、有口
疮的孩子捏脊方向由上往下；脾虚、腹泻、消化不良、食欲不振、少气懒
言的患儿捏脊方向由下往上。

胸腹部常用穴位

天突

[位置] 胸骨上缘凹陷中。

[作用] 止咳化痰，降气平喘，止呕。

[操作] 食指和中指并指按揉30次～50
次（约2分钟）。

[临床应用] 咳嗽、哮喘、痰多气逆。

[注意事项] 咳嗽痰多配合膻中、肺

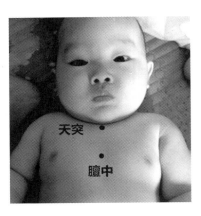

俞，呕吐配合足三里、运八卦，按揉时力度需控制，太重易呕吐。

膻中

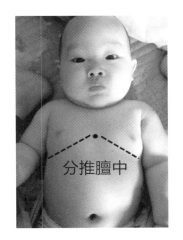

分推膻中

[位置] 两乳头连线中点。

[作用] 宽胸理气，止咳祛痰。

[操作] 揉法和摩法，揉法100次～200次，摩法4～6分钟，同时从乳头分推至肋骨两侧2～4分钟，我们又称之为分推膻中。

[临床应用] 咳嗽、哮喘、胸闷、呕吐。

[注意事项] 配合天突、肺俞有很好的止咳化痰效果，分推膻中对哮喘发作期有很好的疗效，临床上咳嗽伴随着大便稀或消化不良，此穴可配合补脾经、足三里、丰隆、运八卦。

中脘

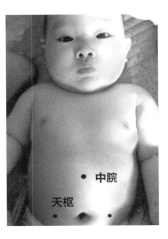

中脘

天枢

[位置] 肚脐上4寸（手掌四指宽度为3寸，拇指指关节为1寸）。

[作用] 健脾和胃，消食化积。

[操作] 仰卧，食指和中指以揉法、摩法为主，50次～80次（3分钟）。

[临床应用] 积食、腹泻、食欲不振、消化不良、呕吐或吐奶、胃胀痛。

[注意事项] 控制力度，不宜按压太深，避免呕吐。

天枢

［位置］肚脐旁开2寸。

［作用］通调大肠，消食导滞。

［操作］仰卧，食指和中指以肚脐为中点，揉法或摩法为主，50次～100次（约3分钟）。

［临床应用］腹泻、腹胀、腹痛、便秘、消化不良、积食、呕吐。

［注意事项］主治消化系统疾病。腹胀加入推四横纹、板门，消化不良运八卦、补脾经。

肚脐

［位置］肚脐正中。

［作用］温经散寒，益气健脾。

［操作］仰卧，四指并指以揉法或摩法为主，揉法为揉100次～200次（约3分钟）。

［临床应用］积滞、便秘、腹胀、腹痛。

［注意事项］肚脐为人体调畅气机的枢纽，主治消化道疾病。此穴需要观察孩子的反应，尤其腹胀的孩子，耐受程度不一。

揉腹

［位置］肋弓线下，肚脐以上。

［作用］理气健脾，消食和胃。

［操作］采取仰卧，可以用掌根或食指、中指、无名指并用摩腹，沿着两肋弓角分推至两旁称分推摩腹，100次～150次（约3分钟）。

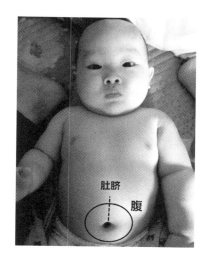

［临床应用］腹痛、腹胀、消化不良。

［注意事项］便秘、腹胀为顺时针方向，腹泻、消化不良则为逆时针方向。

腹胀建议力度宜轻，可以用三指摩腹；食欲不振可以配合运八卦、补脾经、捏脊。

手掌部常用穴位

脾经

［位置］大拇指末端螺纹面或桡侧缘。

［作用］益气健脾，化痰利湿。

［操作］推法为主，拇指末端螺纹面或
桡侧边直推皆可，向心方向推拿为补脾
经，离心方向为清脾经，来回往返直
推称平补平泻，一般推150次～200次
（约3分钟）。

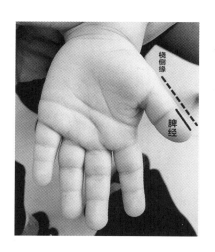

［临床应用］食欲不振、消化不良、积
食、便秘、呕吐、呃逆、打嗝、多汗、
免疫力低下。

［注意事项］脾胃气血对小儿的生长发育尤为重要，脾经一般宜用补法不

宜用泻法。①脾经有益气健脾的效果，对于食欲不振、口唇淡白、消化不良、慢性腹泻等脾胃气血不足之象，补脾经可以有效地提高脾胃气血的运化功能，增强免疫力；②咳嗽后期，嗓子有痰不下可以适当地补脾经，痰黏不易咳则平补平泻，可以健脾祛湿，提高脾对痰的运化及代谢功能，同时也能提高免疫力；③积食、便秘肠热等内热较重的孩子，此穴推拿的时间不宜太长，约100次即可（1~2分钟）。

胃经

［位置］大拇指第一近端掌指关节，沿着赤白肉际处。

［作用］清胃热，和胃气，祛水湿。

［操作］推法为主。向心方向直推为补胃经，反之则为泻胃经，100次（约3分钟）。

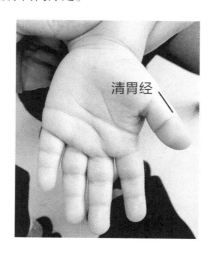
清胃经

［临床应用］口臭、恶心呕吐、流鼻血、反酸水、食欲不振。

［注意事项］食欲不振者加补脾经，积食者加推板门。

肝经

［位置］食指及末端螺纹面。

［作用］平肝泻火，祛惊。

［操作］推法为主。指根至指尖为清肝经，反之则为补，100次～150次（约3分钟）。

［临床应用］夜啼、睡眠不安、多梦、脾气烦躁。

［注意事项］肝气以升为顺，宜清不宜补，所以临床上操作多为清肝经。

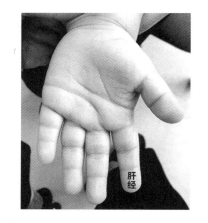

心经

［位置］中指及末端螺纹面。

［作用］清心泻火、利小便。

［操作］推法，指根至指尖来回推为清补法，100次～150次（约3分钟）。

［临床应用］小便黄、口舌生疮、夜啼。

［注意事项］切记临床不可用补法，以清法为主。

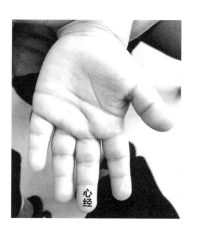

肺经

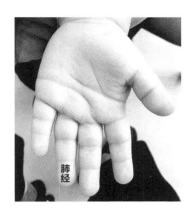

［位置］无名指及末端螺纹面。

［作用］宣肺降气，止咳平喘。

［操作］推法，指根至指尖方向为清肺经，反之则为补肺经，一般推100次～150次（约3分钟）。

［临床应用］咳嗽、鼻塞、发热、感冒、哮喘、扁桃体炎、咽痛、多汗、免疫力低下。

［注意事项］补肺经的手法可以益气固表，止咳化痰，多用于咳嗽痰多、反复咳嗽等疾病。如果孩子出现了鼻塞厉害、咳嗽痰黏、咽痛、口唇红赤等肺热症状以清肺经手法为主，可以与清天河水、平肝经同时应用。

肾经

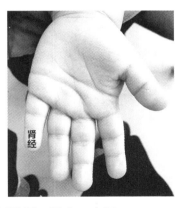

［位置］小指及末端螺纹面。

［作用］温肾壮阳。

［操作］推法，从指尖推至指根为补法，一般不用清法。

［临床应用］哮喘（虚喘）、小便不利、反复腹泻、尿床、多汗。

［注意事项］由于小儿肾常不足，故肾经不能用清法。此穴争议较大，多因推拿方向不同所致，从指尖推至指根为补法，这是根据小儿推拿三字经学派，及临床验证所得出来的结果，与推拿古籍略有不同。

大肠经

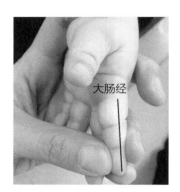

[位置] 食指侧边，指尖至虎口。

[作用] 清利肠道湿热，涩肠止泻。

[操作] 推法，虎口推向指尖为清大肠，反之为补，来回推拿则为清补大肠经，100次~300次（约4分钟）。

[临床应用] 积食、腹泻、痢疾、肠炎、腹胀。

[注意事项] 这个部位也是我们观察小儿三关指纹的所在，相当于中医"切脉"（把脉）。清大肠大多用于肠热便秘、积食、口臭等症，补大肠能止泻止痢，但是不能用于肠热患儿，如果无法判断，建议补大肠经在医师指导下进行。

小肠经

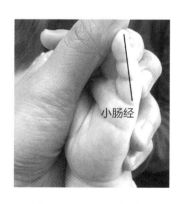

[位置] 小拇指侧边。

[作用] 清利小肠湿热，去心肾火。

[操作] 推法，指根至指尖为清小肠经，反之则为补小肠经，100次~200次（约3分钟）。

[临床应用] 泌尿道感染、排尿不畅、小便黄。

[注意事项] 清小肠多用于急性泌尿道感染、小便黄、热、痛等症状，一般不用清法。

四横纹

[位置] 位于掌面，食指、中指、无名指、小指第一指间关节横纹处。

[作用] 和中气，消胀满。

[操作] 推法，四指并拢，自食指中节横纹处推向小指中节横纹处，称推四横纹，100次～300次（4分钟）。

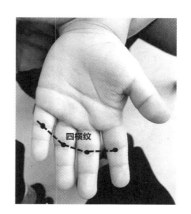

[临床应用] 腹胀痛、便秘、咳嗽痰多、积食（舌苔白厚腻）。

[注意事项] 腹胀痛、便秘常与补脾、清大肠配合应用，此处也是刺络放血的部位，可以改善积食所导致的食欲不振、厌食、发热、腹胀如鼓等症状。

板门

[位置] 手掌大鱼际处。

[作用] 消积导滞、调畅肠道气机。

[操作] 积食、呕吐、呃逆、肠热腹泻。

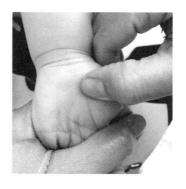

[临床应用] 推法，拇指根推向腕横纹，一般称揉板门，50次～100次（约2分钟）。

[注意事项] 力度轻柔和缓不宜过深。

运八卦

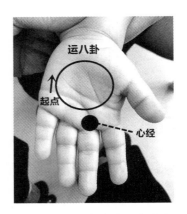

［位置］手掌面圆周的2/3。

［作用］健脾化痰，运脾消积。

［操作］操作时左拇指要覆盖至心经的部位，防止心火上炎，用右手拇指于起点处顺时针方向环形推拿，可运50次～70次（约3分钟）。

［临床应用］腹泻、便秘、消化不良、腹痛、厌食、积食、脾虚痰多、免疫力低下、气短乏力。

［注意事项］此穴具有双向调节功能，不论脾胃寒热皆可推拿，尤其对于消化道效果更为突出。

小天心

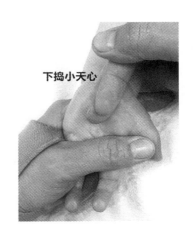

［位置］大小鱼际交界凹陷处。

［作用］安神，止惊，清心火。

［操作］捣法或揉法为主，中指或食指，揉法100次～150次，捣法15次～20次（约2分钟）。

［临床应用］夜啼、小便黄、惊风、烦躁、口疮。

［注意事项］使用捣法时注意腕关节和肘部必须保持水平，避免推拿者腕关节劳损。

二扇门

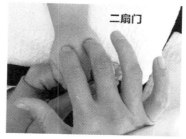

［位置］手掌背部，食指与中指、中指与无名指的夹缝中（以中指为界两边中点）。

［作用］解表发汗，疏通阳气。

［操作］多以按揉为主，此穴可以使用掐法或揉法，力度需要由轻至重，速度宜快，主要以患儿能耐受为主，揉法200次～300次（约3分钟），掐法3次～5次。

［临床应用］咳嗽、鼻塞、无汗发热、流清涕、盗汗或自汗、免疫力低下。

［注意事项］此穴可让孩子出汗，宣通鼻窍，但是如果是体质较差的患儿，需要先补脾后再推拿此穴，不然容易因出汗过多而耗伤肺气，不利于孩子后期的体质恢复。

上马

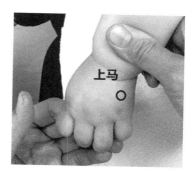

［位置］手背，位于无名指与小指之间，掌后关节凹陷处。

［作用］补肾水，散气结，通水道。

［操作］揉法为主，大拇指或食指，100次～300次。

［临床应用］小便不畅、反复咳嗽、多汗（潮热）。

［注意事项］配合小横纹对肺炎湿罗音有不错的疗效。

曲池

[位置] 桡侧边，屈肘，肘横纹外端凹陷中。

[作用] 解表、止咳、祛风散寒。

[操作] 以揉为主，100次～200次（约3分钟）。

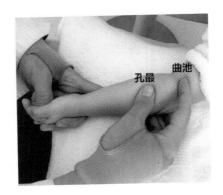

[临床应用] 咳嗽、发热、鼻塞流涕、头疼、哮喘。

[注意事项] 力度均衡即可，咳嗽痰多可配合孔最、分推肺俞。

孔最

[位置] 桡侧边，腕横纹上7寸（腕横纹上两个四指加上一个大拇指即可）。

[作用] 解表止咳，清热止血。

[操作] 以揉为主，100次～300次（约3分钟）。

[临床应用] 咳嗽气粗、咽痛、咽干、出血之症。

[注意事项] 配合曲池止咳效果更佳。

合谷

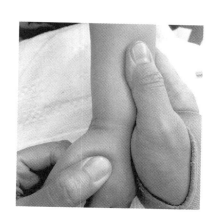

［位置］手背，第一、第二掌骨之间，第二掌骨中点处。

［作用］止痛，解表退热，活血祛瘀。

［操作］揉法为主，大拇指，50次～100次（约2分钟）。

［临床应用］主治痛症（如头痛、痛经、筋骨痛、颈椎痛）、发热、感冒、咳嗽、晕车、晕船。

［注意事项］此穴反应较大，酸痛感较强，力度应以患儿耐受力为主。

少商

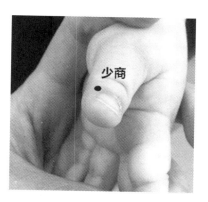

少商

［位置］大拇指桡侧指甲旁开0.1寸。

［作用］解表清热，清利咽喉，镇惊。

［操作］掐法为主，10次～20次（放血效果更佳）。

［临床应用］发热、积食、腹胀、咽痛、咽红、扁桃体化脓。

［注意事项］临床上对于扁桃体炎、疱疹性咽峡炎常在此穴利用三棱针放血，血挤出来次数需要观察血液的颜色，由紫至鲜红即可停止，5滴～6滴，放血前按摩手掌30秒血液流畅性会更好，建议由医生进行操作。

五指节

[位置] 手背，五指第一指尖关节。

[作用] 安神镇惊，祛痰止咳。

[操作] 用揉法，用拇指和食指按揉，20次~40次（3分钟）。

[临床应用] 夜啼不安、睡觉多梦、咳嗽痰多。

[注意事项] 常用于小儿推拿结尾时，如果推拿过程中宝宝哭闹不安厉害，可以按揉此穴，有宁心安神的效果。

小横纹

[位置] 掌面食指、中指、无名指、小指关节横纹处。

[作用] 通腹消胀、豁痰散结、清热。

[操作] 以大拇指直推侧揉，一般推80次~120次（约2分钟）。

[临床应用] 肺炎后期、反复咳嗽不愈、喘促痰多、腹胀、便秘。

[注意事项] 对肺炎有干湿罗音有不错的效果，腹胀可加入补脾经、大横纹疗效更佳。

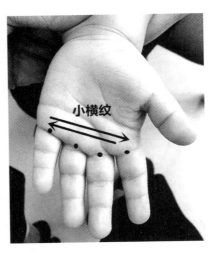

大横纹

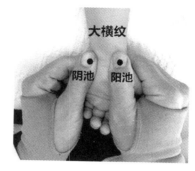

［位置］仰掌，掌后横纹。近大拇指端

称阳池，小指端为阴池。

［作用］平衡阴阳，消食和气。

［操作］两手拇指自掌后横纹中向两旁

分推，一般称分阴阳。自两旁向中推，又称为合阴阳，30次～50次（约

2分钟）。

［临床应用］反复发热（忽冷忽热）、脾虚腹胀、呃逆。

［注意事项］反复发热（忽冷忽热），这类的发热我必推此穴。若有厌食

易呕、腹胀等消化系统症状，需要配合补脾经、按揉足三里等穴。

掌小横纹

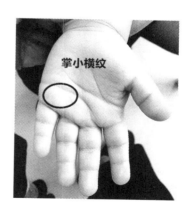

［位置］小指根下方，尺侧。

［作用］祛痰散结，宽胸理气、止咳。

［操作］以大拇指和食指侧揉，一般推50

次～80次（2分钟）。

［临床应用］痰热咳嗽、反复咳嗽不愈、

咳喘痰多。

［注意事项］对肺炎伴有湿罗音效果更佳，此处往往气结较多，按揉时易

有疼痛感，建议使用按摩棒，气结点能去除得较为彻底，力度不能太轻，

以患儿可以忍受为主。

上肢部常用穴位

六腑

[位置] 前臂尺侧边缘，腕横纹至肘横纹呈一直线。

[作用] 清热解毒。

[操作] 推法，前臂尺侧边缘，大拇指或食指、中指自肘推向腕部，100次～300次。

[临床应用] 发热、咽痛、便秘、扁桃体炎、咽炎、腮腺炎。

[注意事项] 退大热之穴，治疗一切实热证，如果有虚寒的症状，如消化不良、反复感冒、面色口唇苍白等症状推拿时需谨慎，可以配合补脾经、推三关。

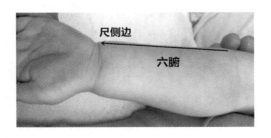

三关

[位置]前臂桡侧边缘，腕横纹至肘横纹呈一直线。

[作用]温阳散寒，解表发汗。

[操作]推法，大拇指或食指、中指自腕横纹推向肘横纹，100次~300次。

[临床应用]流清涕、鼻塞、反复腹泻、反复感冒、免疫力低下、手脚冰凉。

[注意事项]主治虚寒病证，非虚寒之证需慎用。

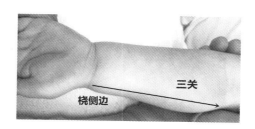

天河水

[位置]前臂掌侧正中。

[作用]解表退热，消积热，清暑气。

[操作]以推法为主，从腕关节推向肘横纹（向心方向），150次~300次。

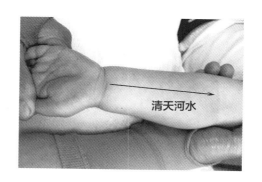

[临床应用]发热、积食、便秘、口臭、夜啼不安。

[注意事项]反复发热不退或长期低热、免疫力不足、慢性腹泻的孩子需要减少推清天河水的次数。

下肢部常用穴位

足三里

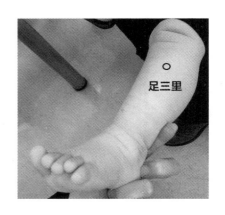

[位置] 膝盖外侧凹陷直下3寸，胫骨旁1寸。

[作用] 健脾理气，消食和胃。

[操作] 揉法，以大拇指按揉，50次～100次（约2分钟）。

[临床应用] 积食、厌食、咳嗽后期痰多、呕吐、腹痛、腹胀。

[注意事项] 此穴是保健要穴，适合用于消化道系统，每日配合捏积、补脾经、摩腹可以提高宝宝的免疫系统，增强抵抗力。

丰隆

[位置] 外踝上8寸，旁开胫骨外侧1.5寸。

[作用] 理气化痰，和胃降逆。

[操作] 揉法为主，以大拇指按揉，50次～100次（约2分钟）。

[临床应用] 咳嗽或肺炎后期痰多壅滞、腹胀、便秘。

[注意事项] 稳定期哮喘患儿每日按揉此穴5分钟，可以提高体质，有效地减少哮喘的发作次数，需长期坚持。

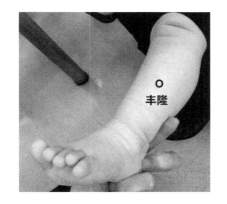

三阴交

[位置] 内踝上3寸，胫骨内侧后缘。

[作用] 活血通络，疏通水道，健运脾胃，补肝肾。

[操作] 揉法为主，以大拇指按揉，30次～50次（2分钟）。

[临床应用] 下肢水肿、消化不良、泄泻、遗尿。

[注意事项] 此处血管丰富，力度不宜太重。

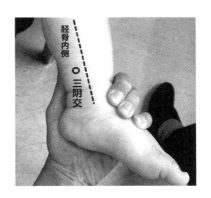

解溪

［位置］踝关节前缘两筋凹陷中（系鞋带部位）。

［作用］镇静止惊，通经活络。

［操作］按揉为主，30次～50次。

［临床应用］小腿抽筋、外踝扭伤、下肢无力、角弓反张（癫痫发作期）、脑瘫背部肌肉强直。

［注意事项］此部位是两筋交汇处，力度适中即可。

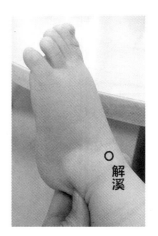

涌泉

［位置］足底正中前1/3，屈足指凹陷处。

［作用］引热下行、醒神祛惊、止吐泻。

［操作］按揉为主，50次～80次。

［临床应用］退虚热、口疮、夜寐不安、呕吐、泄泻、脾虚便秘。

［注意事项］足底脂肪层较厚，需要较其他穴位加大力度，建议使用按摩棒。

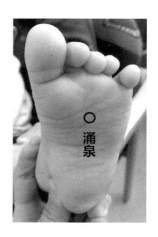

第五章
常见消化问题的推拿手法

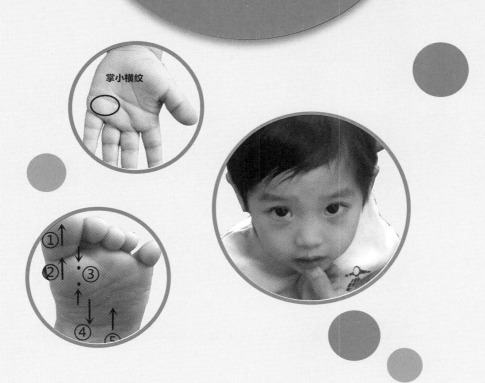

掌小横纹

治疗宝宝顽固性便秘

　　我对小儿便秘这个疾病感触特别深，记得刚刚从事临床的时候，有一个7岁左右的小男孩被妈妈抱着进来，非常烦躁，后面跟着5个大人。就诊期间孩子一直喊肚子疼，腹胀严重，B超检查就是大便干。孩子大便干燥、结球，上卫生间不敢用力，而且已经将近5天没有大便了，大便的头还异常的干、粗，而且孩子有肛裂的病史，经常大便后带血。妈妈、姥姥跟我诉说病情时都是一把鼻涕一把眼泪："孩子便秘已经长达一年左右，但是都是在饮食方面控制，时好时坏，一直就没有规律地进行治疗，稍微好些我们就不太在意，以为孩子自己可以缓过来。"

　　而现在这种情况便是家长不太在意的后果，使孩子便秘严重到了这样的程度。当时我问了一句："你们为什么不用开塞露呢？"姥姥随即回答："那个东西用了对孩子不好，怕有依赖性。"妈妈接着说："我们来这里是想用小儿推拿让孩子排便的，其他的西药或中药我们是不打算用的。"我们在此讨论一下，就孩子这种情况，大家觉得家长的想法对吗？我认为是不对的，不论是中药或是西药，都有其需要的时候，就连抗生素也是，只要用在对的地方，而不是滥用，就是好药。如果当时因为拒绝使用开塞露而造成孩子脱肛或其他严重的肠道疾病，那就不是小儿推拿可以解决的，而必须通过西医紧急手术治疗。严重便秘甚至可以造成肠道局部缺血、坏死，这无疑是雪上加霜，必须立即通便，最好立即灌肠，因为肠道末梢的大便太粗、太大，单纯使用开塞露已经为时已晚。

许多妈妈想通过小儿推拿来调理孩子的体质，诉说的疾病种类非常多，但是让我觉得最为棘手的是"便秘"。便秘其实不像其他病，如哮喘、咳嗽、发热只要止喘、止咳、退热就行，而便秘需要每天训练，定时、定点。另外还需要与饮食相配合。长期便秘的孩子只要大便的时间稍微晚一些，全家的心就揪着不上不下的，打开微信第一句话就是："孩子大便了吗？"一天下来全家人精神都非常的紧张。

许多种情况都会导致便秘，如奶粉的问题、宝宝的食欲过少、反复积食、发热后余热未退等，每个孩子的情况和处理方法都不一样，在下面我会一一讲述。

奶粉、母乳造成的便秘

有一天我正在看诊，我们医院的医助跑过来说："钟老师，2个月的宝宝不适合推拿吧。"我说："是的，2个月的宝宝的确不适合推拿，但是……还是需要看情况。"当时这个宝宝较为特殊，加上同事有所嘱托，所以还是接诊了。这个孩子是什么情况呢？妈妈说："宝宝10～15天大便一回，大便的性质是糊状，也不结球，全奶粉喂养，在某个名老中医那里喝了中药，已经10天了，还是没有大便，有时候睡觉不安稳，吃了一个月的益生菌，不知道为什么还是不大便，来这里主要想尝试推拿。"

一般这种情况还是建议更换奶粉的品牌，有些奶粉就是不适合某些宝宝的肠道，就算是双胞胎，各自对奶粉的反应也会不一样，但是这个妈妈还是坚持使用推拿的方法，认为奶粉换了也不会有太大的差别。我接着连续推拿3天，效果不明显，看了情况还是建议更换目前的奶粉品牌。妈妈便抱着试试看的心态，喝了3天的新奶粉。有一天晚上，孩子的爸爸说："孩子大便了吧，怎么有种怪怪的味道？"妈妈接着说："你想得美，前两天还用了开塞露。"接着过了10分钟，屋子里散发着奶香的异味。爸爸检查了尿不湿后，大喊了一声："孩子大便了，特别多。"当时家长的心情就像是中了彩票一样兴奋，妈妈讲述的时候还是让我感觉很激动，真心替孩子高兴。

随后在临床上遇到大便糊状的孩子，只要是没有大便的时间很长，甚至半个月一次都建议更换奶粉。但是，在临床上仍遇到许多问题，我记得上班那一天是雾霾天，来了一个全母乳喂养的3个月宝宝，也是同样的问题"便秘"，平均5～7天大便一次，同样的不干，大便呈糊状，我建议改成混合喂养并添加少量的奶粉。这个妈妈有点儿焦虑地说："喝母乳的宝宝为什么还会便秘？不是应该不便秘吗？大便一天几次才正常，宝宝这个毛病让我非常发愁。"

其实这需要纠正妈妈的观念，就一句话"喝母乳的宝宝是会便秘的"。而这个妈妈的饮食太过于油腻，她把母乳挤出来，放置在冰箱冷藏后可以看见一层厚厚的黄色油脂，这就是宝宝不大便的原因。这个妈妈一天的补汤有6碗，平均4个小时喝一碗补汤，如鲫鱼汤、猪蹄黄豆汤、乌鸡汤等，这种情况往往会导致小儿便秘，因为母乳过于油腻，大便都像胶水一样粘在宝宝的肠壁上，大便的时候宝宝如何使劲也排不出来，有一些宝宝还会出现胀气、睡眠时频繁啼哭等表现，这类妈妈也容易诱发急性乳腺炎、发热、感冒等。

其他原因还有在喂母乳期间每日都吃蛋糕、奶酪、黄油制品或麻辣香锅等食物，这些都会导致宝宝便秘。还有就是没有做好孕前调理，饮食上没有忌口，麻辣烫配着冰饮，没有定时吃早点，每日都是睡到快中午才起来，肠道里该排出的消化酶依然停留在消化道里，这些情况都会导致宝宝肠道系统混乱，所以孕前及产后的饮食调理是非常重要的，饮食中肉类宜适量、清淡、高纤，这三者需要保持在一个平衡的状态下，太过或不及都是不行的。

食欲过少导致便秘

　　厌食的患儿也会出现便秘的情况，肠道没有食物就无法产生蠕动波，大便下不去，常常有家长跟我说孩子"脾胃不好，不爱吃饭"，因为肠道没有蠕动而影响消化酶的分泌，消化酶减少脾胃就没有饥饿感，这类的患儿大便类似羊粪、结球、排便困难。中医认为脾阳伤则运化失职，运化指的就是肠道的蠕动力，临床上这类患儿容易出现"积食"。

　　另外，肠道的吸收功能下降，宝宝也会出现消化不良，长久下去容易不长体重，发育缓慢。由于宝宝的消化道还没有发育成熟，长度较长，肠蠕动较为缓慢，需要借由进食推动肠蠕动让其排便或排气。厌食便秘的情况不要持续太久或者发生次数过于频繁，这样会让肠道的蠕动波缓慢或呆滞，后续就会出现便秘，这类的患儿就需要通过小儿推拿的方法来治疗，利用小儿推拿刺激肠道蠕动让其恢复正常。小儿推拿的时间多久取决于厌食便秘的病程，时间越短，推拿的效果和疗效越好，超过半年的便秘还需要配合其他的治疗，疗程较为复杂。

喂养不当导致便秘

　　有个宝宝小名叫琪琪，这孩子就属于喂养不当导致脾胃受损的例子。琪琪妈喂养孩子就是时不时就喂一些，进食不定时、定点，到后面宝宝出现了挑食、厌食，来看诊时我将正确的喂养方式告知了琪琪妈，但是依然没有改变。琪琪妈国庆节带着孩子回山东老家，吃了许多的虾、螃蟹等食物，而当时孩子只有1岁，消化酶根本不足以消化这些食物，接着出现3天未大便的情况，到了第4天孩子发高烧了。琪琪妈赶紧与我联系，不知道该怎么办。我建议给孩子吃些通便的水果，如红心的火龙果或者是用按摩油按揉腹部，折腾了一晚，隔天一早孩子连续大便了3次，当然热也就退了！如果上述都没有效果，则建议用少量的开塞露（以能大便为准），一般来说第一次出来的大便都是结球，如果这样就需要接着用第二次，必须让孩子排出软便为止，但以使用3次为限。

如何自制"蜜导煎"

刚接触蜜导煎是在大学本科四年级的时候，那年开始学习中医经典《伤寒论》，这本书的作者被我们称为"医圣张仲景"，而蜜导煎就是这位高人所创。老师上课说到蜜导煎时，特别强调了对便秘的疗效，因为他自己的孩子便秘就是用蜜导煎治愈，通便效果特别突出，那时候就记在了心里。

大四那年寒假回家，我8岁的侄子过年来我家住一周，由于过年的饮食较为丰富，大便有些干，但是心里不在意，想着多喝水就行。在大年初四的晚上，我一进家门就看见侄子在沙发上躺着，不太有精神，还以为是因为昨天活动较大所致，当时并没有在意。我坐在孩子的身边，觉得孩子身上挺热的，就感觉不对了，一摸，孩子发热了。赶紧地触诊孩子的腹部，叩诊腹部又胀又鼓，询问之下才知道已经4天没有解大便了，按照我们家孩子发热的处理，一定是扛着。孩子生病要扛可以，但是我认为前提是大便必须排出来才行，肠道不通能扛吗？当时突然想到了蜜导煎，到厨房倒腾了20分钟就做好了，第一次塞进肛门口后手一松，孩子就把蜜导煎给排出来了，接着又塞第二次，这次塞进去立马就把肛门口给闭紧了，7分钟后孩子排出5条又长又粗的黑色大便，随后当天夜里孩子就退热了。蜜导煎最神奇的是塞后过8～10分钟，就会立即产生便意感，都可以美其名曰中药开塞露了，而且成本低廉。

使用开塞露有部分患儿会有肚子疼的感觉，但是蜜导煎却不会，只会让孩子有便意感，便秘严重的孩子需要利用蜜导煎来进行日常的排便训练，效果极好，在此推荐给各位家长。经过多次的临床验证，蜜导煎对于便秘数天伴随着高热不退者有很好的疗效，但以2天为限，若大便排出后仍然高热且热势剧烈，则需及时送医。

【适用疾病】

　　严重便秘，尤其是有肛裂、肛脱病史的孩子，可以借由这个来训练排便。发热并伴随着数日大便不通的孩子或成人。

【制作材料和工具】

　　蜂蜜（椴树蜜）、奶锅、筷子、勺

【制作流程】

　　首先所有的工具不能有一滴的水，所以大家记得要擦干工具，蜂蜜倒至奶锅中，用小火慢慢煮沸并且必须一直搅拌，蜂蜜的颜色成黑褐色后放凉，1个小时后测试硬度，感觉就像石头一样的硬度才行，如果还有些软那就必须再用小火煮沸几分钟，这种情况往往代表着蜂蜜存在着杂质和水分。硬度测试合格后再用小火将蜂蜜煮稍软准备搓成栓剂（子弹型），为了防止搓时烫伤双手，可以在手掌涂上油（麻油、橄榄油皆可），根据孩子的年龄，栓剂大小、长度都不同，下面定制了一套标准供大家参考。

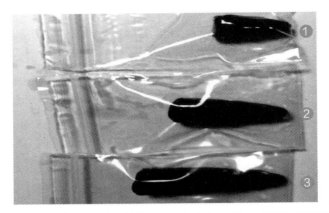

成型后规格（①1.5厘米适用于6个月左右；②2.5厘米适用于1～2岁；③3.5厘米适用于3岁及以上）

【使用方法】

便秘急性期建议立即使用，使用当中需要注意一个小细节，把蜜导煎（抹油）塞进去后需要紧闭肛门口5～10分钟，会出现几种情况：第一种孩子有急迫的便意感，这时最少也要拖延孩子大便的时间5分钟，因为结肠有排便反射，不然孩子会直接将蜜导煎排出来，根本没有完全吸收，排便效果会大打折扣。第二种是蜜导煎完全吸收进去了但是孩子却没有感觉，有两个原因，一是因为大便干燥的部分太多而蜜导煎用的量太少所导致；二是孩子的大便根本还没有到达末梢结肠，会出现隔日早晨孩子排大便的情况；第三种情况是最不乐意见到的，就是肠道系统器质性病变。

我遇见第一个肠道器质性病变的孩子已经7岁了，家住在哈尔滨，为了调理便秘特地来北京治疗。这个孩子只要一天不排便就立即发热，伴随着咳嗽，让父母非常揪心。这个孩子是一出生就没有大便，检查结果结肠长度比正常的孩子多7厘米，西医外科医生建议长大后再手术，但是没有长大之前怎么办？所以这个孩子每日使用开塞露。我告知家长可以使用蜜导煎，缓解孩子的燃眉之急，过了3年孩子长大了，也无须手术治疗，肠道的情况已经好多了，可以自己排便，约2天一次。随着孩子的成长，肠道本身是具有可变性的，再次检查肠道的长度已经不是原来的长度，而是已有少许缩短，所以孩子的身体变化真的是充满未知性。

【操作手法】

清天河水 ——5分钟—→ 运八卦 ——5分钟—→ 清大肠经 ——6分钟—→ 补脾经
　　　　　　　　　　　　　　　　　　　　　　　　　　　　　　　　　↓4分钟
向下捏积4次～6次 ←—2分钟— 顺时针揉腹 ←—3分钟— 下推七节骨

【注意事项】

（1）便秘的推拿时间较长，每日早晨空腹推拿一次，父母要有毅力和恒心，切记不可半途而废。兼有大便臭、口臭，加大肠俞、肝俞挤痧。

（2）每日定时、定点去卫生间排便，5～10分钟，培养良好的排便习惯。

（3）若是偶尔便秘几天，属于轻度便秘，则使用市面上天然软蜂蜜肥皂切成条状放入宝宝肛门口，不要完全塞进去，放进去一半即可，宝宝会产生便意感而用力大便（严重便秘则使用蜜导煎）。

【饮食调理】

（1）吃得过于细致也是不行的，随着大家生活水平的提高，蛋糕、蛋挞等西点甜食泛滥，便秘患儿逐年增多，所以一般建议不吃或少吃甜食，因为对孩子的肠道完全没有好处。

（2）蔬菜、主食、肉的比例为4：3：3。另外，肉类尽量以鸡、猪、鱼为主，牛羊肉及虾仁、螃蟹少食。

（3）大便前干后稀或不成形的患儿，建议睡前奶粉要冲泡得稀些，可以软化大便，方便隔日肠道排便。

（4）排除因补钙导致的便秘，补钙过量会在肠道形成钙皂导致便秘，这类的宝宝大多在奶粉或母乳中已经吸收了足够的钙质。每日观察大便干燥的情况，适时停用或减少钙量的摄取。

宝宝消化不良如何推拿

中医对小儿体质的概括为"脾常不足"，这是什么意思？指的是脾胃的消化和运化功能不足，是不是每一个孩子都是这样？我的回答是："是的！"每一个宝宝都会出现"脾常不足"的体质，这是天生的，因为宝宝整个消化道系统在妈妈的子宫里发育，出生后完全没有进食，消化道并没有开始运作，没有经过食物的洗礼，所以都是脾不足，只是根据脾虚程度不同会让身体出现不一样的病态表现。什么是病态？就是消化不良的症状。

消化不良除了大便出现食物残渣或奶瓣，还会出现其他兼症。最突出的症状如下：①体重长达3个月没有增长，体形瘦弱；②夜间哭闹不安；③厌食或食欲旺盛；④腹胀、性格烦躁不安；⑤反复呼吸道感染；⑥面色青暗或萎黄。以上6项中出现2项建议及时治疗，不然就会诱发其余4项，严重地影响孩子体质。

但是临床上不怕不懂，就怕装懂的父母，尤其是越年轻的父母，对孩子消化不良也觉得无所谓，认为是正常的，这种观念才是最可怕的。孩子长大后差距外观上可能看不出来，但是非常容易疲劳。疲劳到了什么程度？上班或上课易嗜睡、累、注意力不集中、记忆力差等，别人可以做10件事，而体质差的做5件事就累得不行，往往没有办法跟人竞争，需要依附其他人，这种生活方式是每个父母不乐意见到的。

曾经遇到一对特别奇葩的父母，都受过外国教育，工作几年后才回到中国，自主意识相当高，一句话"孩子照书养"。父母在怀孕期间阅读过许多育儿书籍，宝宝喝水、吃食物需几克、几毫升，全部都按照书来养，而且认为非常科学。跟父母沟通时间很长，他们往往不会按照医师说的来做，所以这类父母对医者而言还是比较头疼的。宝宝来我这里推拿的时候，1岁1个月左右，但体重只有15斤，体形瘦小、性格烦躁、睡眠极差，需要整夜抱着走才能睡着，大便一天4～5次，有奶瓣，不成形，但是父母觉得孩子是正常的。

孩子出生在美国，家长认为美国医师介绍的奶粉是最好的，所以虽然孩子消化不良，但到了1岁还是不肯更换奶粉。这对父母就是属于难沟通的例子。其实外国奶粉不一定就适合亚洲宝宝，一律因人而异，每个宝宝都是特殊的个体，都需要经过肠道适应期，所以父母购买奶粉时最好先买一罐先喝2周，每日观察大便的性质、量、味道、次数。孩子精神好，睡眠质量好，肠道没有胀气，这才是宝宝适应奶粉的最好状态。下面我们就来说说消化不良的其他注意事项。

奶粉和母乳的问题

　　临床上宝宝出现消化不良的时候，首先家长想到的就是"乳糖不耐受"，是否需要更换奶粉。临床上有部分的宝宝是需要更换奶粉，但有少部分更换后效果并不明显，而且有部分症状还是混合出现，如缺乏益生菌或喂养过度、积食、空调着凉等。每个宝宝出现消化不良的原因各不相同，应该在医生的判断下进行。当然更换奶粉需及时，如果是水解奶粉，不要喝太久，最多只能喝3个月左右，不然后期宝宝的体重上不去，会出现体重低下的情况，这只针对少部分的宝宝，绝大部分的宝宝并不影响体重。

　　一天上午接诊了一个4个多月的宝宝，也是消化不良，拉稀，不成形。初期怕脱水就让宝宝喝电解质补液盐，也口服思密达、益生菌，消化不良仍控制不住，又更换了乳糖不耐受的水解奶粉喝了一周，还是一天拉稀5次，大便不成形、有奶瓣、特别黏。来找中医治疗时，当时已经严重地影响孩子的整体发育了。

　　现代人在还没有结婚时，大多生活作息不正常，饮食不注意、七情六欲没有控制与调节。老是有妈妈问我：宝宝这么小，为什么脾胃这么差？要知道妈妈脾胃不好，生出来的宝宝脾胃要比妈妈好这似乎不太可能。但是也不用太担心，随着孩子长大，消化道就会逐渐成熟，7岁左右孩子的呼吸道和消化道就会很稳定，但是早产儿、试管婴儿会晚1年左右。这类孩子我们中医将其归类为"先天禀赋不足"。

　　我们来谈谈母乳吧，宝宝消化不良有一部分的原因是因为母乳。我举个例子，有一个2个月的宝宝就是很严重的消化不良，混合喂养，一进门家长告知我什么都试过了，吃过各种益生菌、水解奶粉等，宝宝妈妈的饮食情况也很折腾，一天6餐的补汤，另外每日一定有像海参、鲍鱼、鱼翅等食物。就饮食方面来说，现代人吃多了不是病，补品吃多了要人命。这样孩子的消化道怎么能不出现问题？母乳喂养的妈妈每日吃补品是不行的，宝宝的消化道根本没有成熟，母乳中所含的食物营养都需要让宝宝逐渐适应。若母乳中肥甘厚腻的食物过多，整个肠道管壁就会布满脂肪滴粒，不论大便还是洗屁股，宝宝消化出来的大便都是油腻状，不洗屁股是不行的，油腻日久容易有积热，所以这类的宝宝还会出现腹胀、夜里哭闹不安、湿疹等症状。妈妈也会反复出现乳腺炎、发热等，所以喂养母乳期间，妈妈们所摄入的食物在清淡与油腻之间要取得一定的平衡，这也是一门很深的学问。

药物介入的时机

一年8月，医院有个同事的男宝宝刚刚出生24天，同事告知我他的孩子大便消化不良，可能是吹空调的关系，在前几天已经口服妈咪爱和其他品牌的益生菌。今天接到电话说宝宝的症状加重了，不只消化不良，还出现了腹胀、腹痛、轻微吐奶等症状。我问了一句："已经吃了5天的益生菌，是吗？"结果回了我一句："姥姥不让孩子吃药。"所以这五天连益生菌都没吃，只让宝宝扛着。

　　通过这个例子我们要知道用药的原则，孩子病了该不该用药，什么时候应该药物介入？孩子生长的过程中会接触许多的病菌、疾病，该不该扛着，扛着的后果是什么？这让我感触特别深。有一天我接到一个患儿家长的电话，问我疱疹性咽峡炎很厉害吗。我说就是两个突出的症状，首先就是发热热势很猛，热势越厉害则血象越高，而且这种疾病是一定要吃药的，血象不高就不用吃抗生素，但是必须服用中成药或汤药，不然咽喉部会有少许后遗症。另一个会出现的症状就是不吃东西，大点儿的孩子会出现嗓子疼。所以这时候一定要吃凉的东西，食物不能是热的。你想想有脓点在嗓子，热的食物再刺激嗓子，食物是吞不下去的，孩子肯定不吃东西。

　　这个家长后面问了我一句："高烧会导致昏迷吗？"当然这是有可能的，这类的疾病热势很猛，高热昏迷的概率高，但是这个情况在临床较为少见，父母见热势控制不住大多会及时到医院就诊。他却说："朋友家的小孩就是因为疱疹性咽峡炎高热昏迷，送到北京某个三甲医院急诊，医院要求家长将小孩送到儿童医院才行，联系了几家医院也都拒绝接收。"

　　当天接到这个电话我一整天心里都挺难受的，是个2岁多的男孩，起初发热时父母就想让孩子扛着，结果身体没能抗住就昏迷了。所以，在此送给大家一句话："孩子生病能不能扛由医生来决定。"一般建议，孩子属于轻微症状可以试着扛，如鼻塞、流涕、消化不良都是可以的，而且3天内的症状要逐步缓解，如果3天内症状加重，应及时到医院就诊，这时需要医生及药物的介入，切勿拖延病情，让孩子出现不可逆的损伤。

【操作手法】

补脾经 —— 4分钟 → 运八卦 —— 6分钟 → 逆、顺时针摩腹

来回捏积4～6次 ← 捏积 ← 3分钟 ← 上推七节骨 ↓ 5分钟

【注意事项】

（1）小儿推拿越早越好，越晚推拿则效果越差，尤其早产儿更为明显，必要时需要中药或中成药介入。

（2）注意室内温度，夏季空调温度不宜过低。

（3）需要护理好肛门附近的皮肤，避免诱发湿疹。

【饮食调理】

消化不良尤其是改成水解奶粉的患儿，后期饮食必须一样一样地加入。另外，蛋白质类的食物，如蛋、肉泥的添加需要谨慎，建议从淀粉类食物先加，如土豆泥、山药泥、南瓜泥等。

为什么孩子喊肚子痛，伴随腹胀如鼓

　　首先我来介绍宝宝的消化道系统，孩子之所以会出现腹胀、腹痛、肠绞痛，有一部分原因与消化道的生理功能密切相关：①宝宝肠道长度特别长，按身高的比例相对地比成人的肠道还要长，这样才有足够的空间和时间来消化食物，由于肠道长度较长，所以遇到难以消化的食物时就容易出现腹痛。②宝宝从口腔开始分泌的淀粉酶、胃酸、胃蛋白酶、胆酸等消化酶含量都是偏少的，所以新生儿少量多餐的喂养能更好地吸收。③宝宝腹部有一个器官叫肠系膜，它可以起到固定大肠的位置和保温的作用，但是宝宝的肠道发育未完全，器官却是又长又薄，所以容易出现肠梗阻和肠套叠，容易因着凉出现呕吐、腹泻、发热等症。④肠道周边布满了淋巴结，有炎症时容易出现短暂性腹痛。

　　时常腹痛的孩子在体重方面生长得特别慢，甚至长达半年至一年体重没有增长、面黄肌瘦、鼻梁及额部泛黑，并且出现厌食、睡觉时趴着撅着来回翻、多梦或梦游、夜惊、口臭等，都与积食密切相关。

减轻腹胀痛的腹部运动

个头太大、体重太重的新生儿，如有的6个月宝宝20~30斤，一般被称为巨大儿，这类宝宝胀气较重。孩子需要的奶量也比较多，加上肥胖的关系令肢体活动有限，由于体重太重，翻身、抬头都会晚1~2个月。另外肠道腹壁充满胀气，必须进行适当的腹部肌肉运动，宝宝自身的肢体、肌肉活动度需要更大些。如果是早产儿或生产时有锁骨骨折，需要在医生的指导下进行，具体活动如下：

（1）左右侧卧拍背：睡姿朝左侧卧，接着右侧卧各1分钟。拍背手势采用空掌由下往上拍，连续4~5次，可以帮助打嗝，促进肠道通气。

（2）瑜伽球俯卧运动：操作者扶着瑜伽球，孩子采取俯卧的姿势趴在瑜伽球上方，操作者扶着孩子前后来回翻滚，可以有效促进肠道排气、建立小脑的平衡感，适用于1岁半以上的宝宝。

（3）俯卧屈膝式：有点儿类似狗爬式，有利于肠道空气的排出，不会一直累积在肠道造成胀气，适合1岁内的孩子。

【注意事项】上述运动一律空腹或在两餐中间操作，否则容易诱发腹压上升的疾病，如疝气、呕吐、脱肛、腹泻等。

减轻腹胀痛的全身性运动

孩子必须适当地运动，临床上遇到很多患儿的妈妈，因孩子腹痛而带来就诊，我告知需要适当地运动。这时候往往就可以听见妈妈说：
"哎呀，宝宝可好动了，在家里也不闲着。"而她说的室外运动则是去
附近公园走走，最多一天2次。其实这是不够的，尤其是年纪较大的老人
带孩子，体力根本就跟不上，常常有宝宝利用小儿推拿治疗腹痛，结果
好了又反复，这就是运动没有跟上的原因，吃饱喝足却运动量小。往往
会出现两种情况，一种是吃不下，出现厌食、吐奶，这类宝宝的父母体
形较为纤细；另一种就是食欲旺盛，但是不知饥饱，这类宝宝长大后体
形大多肥胖，等到青春期后会更加严重，而且疾病较多。所以一定要运
动，多参与球类运动，如网球、橄榄球等，针对性体能锻炼，记得选择
上半身运动，像足球就属于下半身的运动。

另外，父母不要怕孩子哭，同时也不要不让孩子哭，需要适当跟家里
人沟通。孩子适当地哭可以增加腹压，促进孩子消化和肠道蠕动，只是持
续的时间不宜太久。若有疝气、腹泻等疾病，则不适宜哭闹。

警惕与腹痛相关的疾病

（1）消化不良：腹痛是一种消化道症状，临床上有许多种疾病都会
出现腹痛。有个6个月的宝宝，一天拉大便5～6次，到了几家私立的儿童
医院检验了大便，检查结果都是正常的。一般来说这种情况大多给些益生
菌、蒙脱石散等药，但是7天后孩子拉稀次数不减，仍然是消化不良，另
外出现了"腹痛"，2天后又出现了呕吐症状。这种情况可能诱发了"肠

套叠"，是由于反复拉稀导致肠道位置发生改变，其实就是大肠前后相套了，挤压后会出现血便，伴随的其他症状有"呕吐及腹痛"。所以腹痛是一种很常见又让人防不胜防的症状，此类疾病建议做个B超以排除其他疾病。如果是偶然性腹痛，偶尔才一次肚子疼，过了1分钟后没事，那就不用担心，这个大多是肠道积气所致。另外，如果每日大便1次，但是大便稍稀软不成形，还带有食物残渣，甚至还有泡沫，这种情况就代表着肠道内一直在产气，这类孩子常伴随腹胀、夜啼。当夜间喝奶的次数过于频繁，这种腹痛、腹胀、夜啼的表现就会反复且加重。

（2）淋巴结炎症反应：众所周知，淋巴结是我们的免疫器官，也是防御外来感染的门户。孩子最常见的淋巴结就是扁桃体，扁桃体位于口咽部，是由淋巴结团所组成的，到13岁才能逐渐萎缩。如果孩子反复扁桃体肥大，长期使用抗生素来治疗，到了成年期扁桃体就不会萎缩，而且会反复发作。人体的腹部也有个腹壁淋巴结，是一个超大的淋巴结群体，一旦孩子受到病菌的感染，就会出现发热、扁桃体炎、咳嗽等疾病，免疫机制就会启动，出现淋巴结肥大、扁桃体红肿等症状。这是机体想排除外来的感染所导致的，而且发热时体温越高，则腹壁淋巴结就越肿大，此时孩子就会诉说腹痛，并伴随着白细胞、C反应蛋白等炎症数值升高。一般随着炎症消去、体温恢复正常之后，腹痛就会缓解或消失。另外请注意腹痛的频率，如果持续腹痛难以缓解时，需要及时就医，有可能诱发阑尾炎或肠道炎症。如果伴随腹泻严重也会诱发肠穿孔加重病情。

【操作手法】

清天河水 ——3分钟——→ 运八卦 ——3分钟——→ 推四横纹

4分钟↓

3分钟 顺时针揉腹 ←——5分钟—— 清大肠

【饮食调理】

　　首先不能食用胀气的食物，对于进食量少的宝宝，父母不能强迫喂食。宝宝辅食喂养速度不宜过快，辅食喂养需要观察宝宝大便情况而定，便干则需要适当加入蔬菜泥和水果泥，促进肠道排气。容易胀气的食物有番薯、玉米、豆类食品、洋葱等，应少食。便秘的宝宝兼有腹胀、腹痛，需要增加运动量，积食便秘的宝宝要及时更换奶粉。

【注意事项】

　　运动的规律性，尤其是积食的孩子运动量需要加大，可以有效地缓解腹痛、胀气。重要的是父母要陪伴孩子运动，即使工作再忙，父母在自己的日常生活计划中，需要规划出时间陪伴孩子，玩游戏、运动、亲子游泳皆可，孩子胀气、腹痛、烦躁的情绪也可以得到缓解。建议一周3次，一次20～60分钟（时间主要是根据孩子的年龄大小来决定），若运动以体能训练为主，这样更有针对性，临床效果更佳。

宝宝厌食如何调理

　　"厌食"是绝大多数孩子来找我推拿的疾病之一，临床约占70%。往往有些孩子体重轻，三餐不正常，零食吃得多，父母也愁孩子不吃饭。大家必须明白孩子是由于什么原因导致不吃饭，然后再做小儿推拿，主要有几点：①连续3个月体重检查未增长；②体重偏低下或低体重儿，营养不良的宝宝；③厌食兼出现了其他症状，如消化不良、夜啼、免疫力低下、反复咳嗽、哮喘等疾病，以上情况都可以利用小儿推拿来治疗。

　　而我想和大家沟通的是观念，有些年纪大的老人带着孩子到公园里溜达，最怕听见的就是"哎呀，你家孩子怎么这么瘦"，造成老人心理压力过大，每天就盯着吃饭这件事。孩子不吃饭就强迫逼食、追着喂饭，到后面孩子非常厌恶坐在餐桌上，一坐上餐桌就会出现呕吐的动作。孩子心理对进食就产生了厌恶感，甚至有少部分患儿长大后对我说对逼食仍存在恐惧感。

　　其实"孩子千千万万都不同，体型有高有瘦有矮有胖"。家长的饮食习惯会影响孩子，家长习惯吃甜食，而孩子从小就容易养成喜爱吃甜食的饮食习惯；有的家长喜欢吃咸菜，三餐吃咸菜，所以全家都喜欢吃咸的食物；有的家长就爱吃肥油、肉类、油炸的食物，则孩子也爱吃，所以家族里结肠癌的发生率就会较高。所谓的"家族饮食遗传"就是这样来的。为人父母后也是因孩子而在生活中不断学习，当有了孩子，自身的睡眠、饮食都需要有所改变，培养良好的饮食、睡眠习惯，对父母、孩子，甚至全家都有好处，所以要治疗宝宝的厌食，父母也要从自我做起，这对孩子更为重要。

孩子的体重在年龄层里是正常的，但出现了厌食或食欲下降，其实父母不要紧张。孩子精神状态良好、大便规律、生长发育正常，只要不要老坐着看电视、平板电脑、手机，适当地增加运动量，让消化道运转起来厌食自然就会好。现在科技发达加上空气污染，孩子的活动范围是越来越小，身体消化代谢就慢，所以有部分孩子是真"不饿"。另外家中不能养成吃零食的习惯，如果父母爱吃零食，那孩子又怎么会吃饭？还有的孩子到了5岁还喝奶粉，这些都是不合适的。

饮食如何喂养

饮食如何喂养，时间点如何安排，这些都是有讲究的，首先应打破几个观念。

（1）不是瘦小的孩子就要更好的食物。一天来了一个稍微偏瘦的孩子，妈妈怀着老二，最近孩子积食想推拿调理，孩子瘦小，所以老人夏天每日煮鱼汤、鸡汤、大骨汤给孩子喝。由于是老人带孩子，孩子的运动量根本没有达到需要的量，想靠吃得多来达到长体重的目的，可运动量又少，这时候往往就会发生几件事情：①积食或便秘、长口疮、口臭、腹痛；②发热、咳嗽、咽痛等上呼吸道感染；③极度厌食；④面色萎黄。所以孩子体形瘦小并不是吃得越多就长得越好。

（2）进食的时间点：我曾经在临床上见过妈妈给宝宝一小时一喂食的例子，夜里白天都是，24小时都没有好好休息，这种情况妈妈容易发生产后抑郁症，而且对母乳质量也有所影响。新生儿至3个月的母乳喂养时间为间隔3小时左右，奶粉则为4小时；宝宝在6～8个月则4小时左右喂一次；8个月以上就要平均一天喂养5次，1岁半～2岁则采取3次奶2次辅食，2岁以上则2次奶3次辅食，辅食和奶粉需要平均分配，水果在下午睡醒后喂养。2岁以上睡觉不要超过下午4点，不然晚上需要10点过后才能睡着，影响体形发育。下午4点起来活动促进消化酶增长，这样夜间孩子不容易翻来覆去、烦躁、胀气。

（3）辅食的搭配：对宝宝来说第一口辅食非常重要，第一口食物大多是单方辅食像米糊，然后是胡萝卜泥、山药泥、菠菜泥，确定孩子的消化道没有反应，再将这些食物进行混合喂养，可以避免孩子出现过敏或消化不良的情况。肉类食物如鱼、猪、鸡肉的热量是1倍的话，牛羊肉、动物内脏是5倍，而虾肉则是10倍，倍数越高则代谢越慢，一句话就是"容易上火"。所以添加辅食时肉泥需要缓慢加入，不要日日加肉泥，建议隔一日一加，尤其是刚添辅食的宝宝。注意观察大便的味道和性质，若是酸臭味较重，需要减少或暂停肉泥，加入菜泥，菜泥∶淀粉∶肉泥的比例以4∶3∶3为好，按照这样的比例逐步添加，可以避免因积食或上火诱发其他疾病。

（4）合理的运动：我们需要判断孩子属于什么样的厌食，有些厌食的孩子脾胃根本没有问题，而是运动量不足。脾胃是需要运化的脏腑，而肠道是一个需要"动力"的器官，就跟厨房的下水道水管一样，水想往下流，那么上面是需要有水压的，这样下面的水才会流动，食物也是一样的，需要肠道的蠕动和压力。以前在临床上遇过一对兄弟，哥哥好动不喜静，弟弟沉稳不喜动，而父母认为弟弟食欲相当差。我向父母解释需要培养弟弟对运动的乐趣才行，一旦孩子觉得有趣了，不爱运动就再也不是问题，只要运动，脾胃运化自然就好了。父母将孩子领回去一周后又回来复诊，还是认为孩子有毛病想给孩子推拿。大家看到这里可能没法想象孩子到底有多静，而且还是个男孩，能抱就不站，能坐就不走，连玩个玩具都是趴在地上身不动手动，已经3岁了出门总让人抱、不动腿，简单一句话概括就是"宅"，到以后体形发育就自然不如哥哥，毕竟运动与不运动肌肉的整体发育就是不一样。

培养良好的饮食习惯

"培养饮食习惯"字面上看起来很简单，但是实施起来却非常不容易。许多老人希望孙子肥肥胖胖的才好、才健康，所以大多从小就追着喂饭，或保姆逼着灌奶，久了之后孩子会出现看见奶瓶就拍掉，甚至还会厌奶、吐奶、吃辅食干呕的情况。许多人认为孩子偏瘦都是因为没有好好吃饭，可临床上有很多情况并不是这样的原因造成的，胖得"刚好"就行，手臂一伸有好几个肥胖纹这样是不行的。

身体内部的细胞成长、分化都是有次数和寿命的，过度肥胖和提早发育都会促使这些细胞提前成熟，一句话"早熟必定容易早衰"，就像外国人一样，不论在体形和外形方面发育都特别早，但是过了30岁以后能感觉老得很快。这跟我们亚洲人是大大不一样的，生长发育是有一定数值的，我们尽量参考中间数值即可，中等偏下也没有关系。还记得以前在学中医时有个儿科老医生，找他看病的宝宝很多，厌食的宝宝也不少，老师经常语重心长地跟我说，孩子千奇百怪，但长大后高矮胖瘦一般都是有定数的，勉强不得，即使勉强了也不见得就是好事。

当时我对老师说的话体会不深，现在却知道他指的是什么了。孩子的体质和身高、体重都有定数，不能勉强，勉强太过对孩子而言也是负担。所以只要不涉及身体疾病，建议父母们还是顺其自然为好。我曾经遇到一个厌食的宝宝，1岁时体重只有15斤，而这个孩子一天喂5次奶还要加上2次辅食，加起来一天共7次进食量，一次奶量100毫升～130毫升，24小时加起来也就700毫升左右。当时孩子一颗牙都没有出，其实我也挺诧异的，一般10个月还没有出牙父母就着急了，按理说4个大人围着一个孩子应该不会照顾成这样，父母说曾带孩子到北京很高端的私立医院体检，当时医生说孩子发育正常，但是1岁没有出牙这根本不正常，会耽误孩子对食物的咀嚼能力，咀嚼能力下降口腔的淀粉酶就会减少，对食物的消化和吸收都有影响，需要进行干预。

我当时检查口腔情况，不用说牙齿了，连牙龈长得都不行。牙龈就像一个很坚固的盆，准备供牙体、牙髓生长、方便咀嚼食物，连这都长不好，孩子怎么会长肉？体重太低，先把牙齿长出来再说，而孩子当时是反复鼻塞、流涕、咳嗽1个月来就诊的，半个月后才慢慢调理脾胃这一块。经过1个月的推拿，出牙速度非常快，2个月以内共出了8颗牙，但吃饭还是不行，建议他们改成一天3次奶2次辅食，也很有效果，单次奶可以喝250毫升左右，吃饭也不错，我交代了父母需要加强孩子运动。过了一个月，家长又来门诊跟我说孩子吃饭不好。其实就是孩子的活动量太少，孩子小名叫"公主"，出门老是抱着，不抱就哭，这时父母就应该在原地等孩子哭完，休息一下再接着走就行，必须增加孩子的活动量，只吃不运动不但会积食，对孩子的健康也会有很大的影响。这是奠定以后体形发育的基础，非常重要，长得又矮又胖，影响体形发育那也不行。

【操作手法】

清天河水 ——4分钟→ 运八卦 ——6分钟→ 推板门

推板门 ↓ 5分钟

捏积来回4次~5次 ←3分钟— 顺时针摩腹 ←5分钟— 补脾经

【饮食调理】

喂养原则要一致。喂养上有所争议时必须开个家庭会议，我为什么会这么说，举个例子吧，一天上午来了一个宝宝，算是个老患者了，孩子食欲特别好，2岁多，一天只喝一顿奶，因为吃的饭比大人还多，特别喜欢西餐和肉。这次中秋节到了姥姥家，共吃了2块蛋糕、牛肉和虾，昨天从姥姥家回来夜里则突发哮喘，这就是喂养诱发了积食，同时又食用了发物（如虾和牛羊肉），所以这次孩子的痰特别多，喘息咳嗽也特别重，病情来得特别猛烈。

所以喂养不能依着孩子，哭也不行，孩子不接受可以通过讲故事等方式来让孩子接受，如果家长一开始不喂，长大后孩子根本不会要。这个孩子属于特别爱吃而且非常不爱运动的类型，中午在幼儿园吃完饭大家都出去玩，但他会跟老师说："我歇歇就行。"外表也是又矮又胖的体形，身高以后肯定不会太高。喂养需要全家统一，不能东喂一口、西喂一口。而且孩子在练习如何吃饭时，大人不要照护得太好，要让孩子学习如何自己进食。虽然孩子会把桌上、衣服弄得到处都是饭菜，吃得不多，但是孩子学习能力很强，这种情况很快就会好转，不建议大人干预。

喂养要有规律性。由于现在饮食丰富，餐餐量都很足，另外还有饼干和小零食，时不时就喂点儿，长久下来会有几点坏处：①养成从小吃零食的习惯，容易造成消化道的负担，而且磨牙、口臭、睡觉翻身厉害，容易影响体质发育；②容易导致肥胖症，习惯吃零食，在青春期脂肪囤积将会更明显。所以三餐正常食物喂养，不需要额外的零食，尤其节假日到老人家里，更要遵守这些饮食原则，不然之后孩子就会容易生病，得不偿失。

大便必须定时定点，一天不落。如果这两天孩子吃饭改善了，但是大便干燥，那就需要饮食介入，减少吃肉，多吃蔬菜水果，观察每日的大便情况。临床上观察，只要孩子大便突然干燥两天，后面生病的概率很高，这也可以给父母们提个醒，及早干预，多喝水，饮食清淡，积食则吃些消食的中成药，避免诱发呼吸道疾病。

宝宝夜啼不安、睡眠不佳怎么办

　　一旦生活不规律可能会让你平静的生活变成噩梦。宝宝出生后与父母生活，其实应该是宝宝去适应父母的生活，而不是父母或家里人去适应宝宝。饿了或尿布湿了、发热了，宝宝会通过某种行为暗示父母，常见的有哭闹、发脾气、心情烦躁等。睡眠应该很有规律性，在临床上可以听到许多的例子。有个朋友是在某个月子中心担任护士，她曾经也跟我提过，妈妈坐月子期间孩子不跟妈妈同屋，大多在规定的地方睡觉、喝奶。但是有些宝宝一出生就非常爱哭，护士一般就立马抱起来哄了，有时候就抱一整夜，所以有些宝宝一出月子就需要父母抱着睡觉，这种类型宝宝是最让父母发愁的。而最好的就是天使型宝宝，吃喝拉撒睡不用太让人烦恼。

　　还有一种睡眠情况是大人造成的，宝宝回家后前3个月睡觉很安稳，后面就逐渐需要人抱着睡。这就是家里人养成了老是抱着睡觉的习惯，喝完奶就拍背打嗝继续睡觉即可，但是许多人还抱着走来走去，久而久之孩子就不会自己睡觉，就需要让人哄着睡觉，这也是最常见的原因。不抱着睡觉，孩子就会以哭闹的方式来吸引父母的注意，但父母最直接的反应就是"喂奶"，哭闹厉害的还有的家长一小时一喂，认为孩子哭了就是肚子饿，喂到后面老是吐奶块。而且频繁地喂养容易使空气进入脾胃，后期都会出现"腹胀"，就会进一步加重睡眠的症状，宝宝夜间哼哼唧唧会更厉害，所以单纯的睡眠问题不调，到以后容易诱发脾胃方面的问题。

一句话，纠正自己的观念，"是孩子适应父母的睡眠规律而不是你们配合孩子"。孩子自身有很大的伸展性，很容易去适应周遭的环境，睡眠不调一般来说就是宝宝的适应性失衡，睡眠周期遭到中断，影响睡眠的因素有很多，其中包含了几种：①生理性因素；②病理性因素；③平衡性失调（周期性混乱）；④人为性因素。大家看了可能会觉得茫然，在这里给大家举一个例子，生理性因素中就包含缺钙所导致的睡眠失调，夜里哭闹厉害、出汗。

曾经遇到一个学历特别高的妈妈，以微量元素检验单为准，说孩子并不是缺乏钙质，根本不需要补钙。这个孩子抱进来时非常的烦躁，在做小儿推拿期间检查其腿脚活动度、力度、肌肉关节连接处，结论是孩子需要补充钙质。其实钙离子这个元素分布在人体里诸多器官，如血钙、骨钙、脑神经中的钙离子，而微量元素也只是检验血液中的钙质，而脑神经中钙离子的神经传递，单测微量元素根本检验不出来，所以有部分医生认为检验微量元素是不准确的。

而病理性因素有许多原因，最常见的是疾病所导致，比如发热后期余热未退导致的睡眠哭闹，需要利用小儿推拿加上挤痧来治疗效果才好。还有就是抽动症的患儿，不但夜间哭闹，甚至还会出现梦游。积食的宝宝口臭、大便干燥所导致心肝热邪炽盛，出现夜扰不宁等情况。

平衡性失调就是所谓的睡眠周期混乱，会有几种情况：①日夜颠倒，宝宝白天睡晚上玩，一般父母较为年轻，孩子白天睡觉大人也睡，而父母晚上熬夜，孩子也就一起熬夜，长久下来就会导致孩子睡眠失衡；②公主型睡眠，主要在于父母不陪孩子玩，也不让孩子外出，到了3岁连商场都不让孩子去，认为人多的地方孩子容易感染病毒、细菌等，走路怕孩子跌倒，这种类型的孩子我统一称为公主型宝宝。

首先我们要让孩子知道白天活动、夜幕降临则要入睡的习惯，而不是把孩子封闭在家里，孩子正处于发育阶段，需要通过活动来激发孩子的整体体质，所以公主型睡眠是个很不好的生活方式。我曾经在家周边的公园看过一个例子，一个已经快4岁的孩子，姥姥两只手提着一堆菜，姥爷受伤了，手缠着绷带，老人跟孩子说自己走，今天抱不了，已经4岁的孩子就在地上撒泼打滚，一定要人抱着，这种情况你们觉得应该怎么办？睡眠不调也是一个例子，与不抱着就撒泼打滚是同一个道理。

而人为性的因素有很多种，环境的嘈杂、不熟悉亲戚抱、碰触，这些会让孩子产生不安全感，所以出生3个月之内避免太多人抱孩子，尤其是亲戚不要来得太多。1岁之内尽量不要到陌生的环境，因为宝宝适应也是需要一段时间的调整，睡眠环境的改变对宝宝影响也很大。所以宝宝出生后到新家就要给予适当的语言暗示。另外奶粉喂养也是有所要求的，方法如下。

（1）带宝宝熟悉环境。听到这个往往许多人就会跟我说："孩子这么小怎么会知道？"其实他就是知道，不到1个月就能知道家里谁好欺负，哭了就有用。每个个体，各有各的性格特点，从医院抱回家后可以试着跟宝宝介绍这是你的家，那里是客厅、你的小床等，这都是需要的。听到这些话宝宝心里会比较有安全感，对宝宝而言"家"是一个完全陌生的环境，是自己以后要生活的地方，如果这样跟宝宝介绍，他会很安心，从而减少心中害怕、担忧的情况。

（2）合理喂养奶粉。我刚刚开始工作时遇到一个宝宝，这个宝宝主要是来看厌食，推拿的疗程结束后半个月又复发，甚至还出现夜间睡觉不安、哼哼唧唧的情况，回到医院找我复诊，咨询后的情况让我有些啼笑皆非。这半个月来孩子照常由姥姥带着，姥姥看见孩子现在白天吃饭很好，夜里一口奶都不吃，怕饿到孩子，所以夜里每四个小时就泡好奶，往宝宝嘴巴一塞。刚开始感觉还不错，宝宝乖乖地喝奶，而且喝得非常干净。接着两天白天就出现吐奶的情况，夜间睡眠反复哭闹，其实就是喂多积食了。所以饮食必须有度，中医认为"胃不和则卧不安，趴着撅着来回翻"，这句话还是很有道理的。

（3）改变宝宝的睡眠环境，这一点很重要，但是如果说出来许多人应该是不会接受的，可效果确实是最好的，而坚持到底的父母却没有几个。举个例子吧，刚刚过了中秋节，在中秋节之前曾经治疗过一个1岁的孩子，因为睡觉不好来就诊，给这个孩子推拿效果不错，推拿之后睡觉都很好，但是偶尔还是会哼哼唧唧的，父母感觉就是还差一点，所以后期想一直坚持推拿。而我推拿前触诊腹部柔软适中，说明消化道还可以，舌苔正常不厚腻，在这种情况下就不需要推拿干预了，而是需要改变孩子的睡眠环境。这个孩子自己翻身或抬头都很利索、灵活，其实就可以单睡一个屋子，旁边不要有大人陪睡，安装个监视器，如果没有涉及宝宝生病、大小便、肚子饿等生理性因素，孩子即使哭了也不要进去。

爸爸集中了10天假期，让老人提前回老家，纠正宝宝的睡眠。第一天夜里孩子单独睡觉，总共哭了80分钟，哭得妈妈都快心软了，但是孩子爸爸坚持给拦着，没有去孩子的房间。第二天只哭了20分钟，第三天40分钟，第四天10分钟，这样逐渐反复一周后，孩子可以睡整觉了，后来夜间最多哼哼唧唧几声，接着又继续睡觉。过了半个月睡眠已经调整得很准时了，父母可以很准确地知道孩子入睡的时间，即晚上8点至早晨8点。当然要注意孩子的安全，床铺需要有栏杆，床上不要有多余的被褥或玩具，越简单越好，孩子熟睡后可定时到孩子房间观察。这是临床上一个很成功的例子，虽然这么坚持的家庭很少见，但还是希望能给父母提供一个改变宝宝睡眠习惯的方法。

【操作手法】

清天河水 ——6分钟→ 清肝经 ——6分钟→ 清胃经

捏积来回4次~5次 ←3分钟— 补脾经 ↓4分钟

【注意事项】

（1）脾气烦躁者加肝俞挤痧，大便干燥者加大肠俞挤痧，若腹胀不适可以加摩腹4分钟（顺时针方向）。

（2）推拿过程中观察周围睡眠环境的变化，孩子在好转的过程中会有所反复，这是正常的情况，家长切勿多虑。

（3）大便的规律、通畅性，对孩子来说是一件非常重要的事情。建议上幼儿园的前半年大便后不要给孩子洗屁股，也不要用湿纸巾，用卫生纸擦拭即可。一般洗屁股的孩子上幼儿园时往往就忍着不大便，严重的话还会造成孩子洁癖，大便逐渐干燥、便秘次数增多，后期也会出现多梦、夜惊等情况。

【饮食调理】

"积食"顾名思义就是吃多了，或者与晚餐和睡前的奶隔的时间太近了有关，往往容易诱发"夜啼不安"。另外有一部分上幼儿园的孩子，回家看见大人吃饭还要吃，这类的孩子就容易积食。虽然有少部分的孩子积食不影响晚上睡眠，还是不建议这样喂养。往往积食的孩子会出现反复上呼吸道感染的症状，会影响自身的免疫系统，所以孩子饮食需要节制，要衡量孩子自身的情况。

宝宝喝奶后老打嗝、吐奶怎么办

　　宝宝喝奶后老是打嗝、吐奶的情况，容易出现在新手父母身上，常见的有拍背打嗝的姿势不当，有些力度太轻，感觉就像抚触、安抚，而父母给我的答案是"怕给孩子拍坏了"。其实正确的空掌拍嗝不会对内在器官有影响，所以学习宝宝的喂养指导还是很重要的，避免宝宝出生后父母们不知所措。

　　有些新手父母甚至连孩子洗澡都是花钱找人洗，万一孩子夜间发热，需要温水拭浴降温，试问大半夜的哪里找人？这是一个很写实的例子，父母有了孩子，本身就是学习的过程，直到孩子长大成人，家长依旧在学习。所以3岁之前父母陪伴孩子要尽力，不要一直忙于工作，就像父母做的菜和保姆做的菜哪个更让孩子感到愉悦，一定是父母的菜更能让他们感到温暖。我老师曾跟我说过，会做菜的妈妈就像家里的家庭医生，能从脾胃的根本上调理全家人的身体。中医曾说"脾胃旺则四季不受邪"，指的就是脾胃健壮则体质强盛，不易受外来邪气侵犯，所以从出生开始照护好宝宝的脾胃是非常重要的。

喝奶打嗝或吐奶都与孩子脾胃失调有所关联，皆源于"气机"的逆乱，但还有其他的原因导致：①老人、保姆希望孩子能多喝奶却不知加以节制，即使喝了2/3，孩子都已吐出奶嘴后还会硬塞进去继续喂完，接着就开始出现舌苔白厚腻、腹胀、恶心、吐奶等症状，这时才发现宝宝积食了；②老是抱着孩子，尤其现在只有一个孩子的家庭居多，大人都是疼在心里，轮流抱着，孩子活动量少，翻身也少，也容易出现打嗝、吐奶；③喂养奶粉的宝宝如果吐奶了，观察孩子是不是喝奶的速度特别快，5分钟左右就能喝完，这时注意奶瓶的奶嘴孔是不是需要更换，换一个奶嘴孔较为小的，防止喝奶过急而致吐奶、进气；④母乳喂养的妈妈注意是否因乳房的乳头孔较大，在宝宝吸吮时正巧冲着嗓子，这不仅容易导致吐奶、呕吐，还容易胀气，后期消化不良等，建议挤到奶瓶后再喂奶；⑤给宝宝拍背打嗝力度、姿势不到位，时间不够，不是指拍到打嗝出来就行，一般建议打嗝出来后多拍5分钟，可以有效促进肠道蠕动、消化，帮助肠道顺利排气，避免肠痉挛。

注意喂奶的时间点。给新生儿喂母乳有一种说法是"随时喂"，不管时间和地点。从儿童生长发育的角度来说，我觉得需要有所限制，尤其是"时间点"。首先我问大家："一小时一喂这样正常吗？"临床上就遇过新手妈妈，只要孩子醒了就喂母乳，平均一小时一喂，后来每天都睡眠不足，妈妈出现了轻度抑郁症和重度失眠。许多孩子夜里哭了，父母大多以为是饿了，就喂奶，其实并不是这样的，拍背打嗝不到位，孩子脾胃胀气也会发出哼哼唧唧的声音，许多时候孩子并不是饿，反复喂奶能让孩子得到安慰，但也会逐渐加重病情，形成一个恶性循环"宝宝醒了→喂奶→打嗝→喂奶→吐奶→胀气→哭闹→喂奶"，这个循环持续1～2个月病情就会逐渐加重。

在此有几点建议给父母：①如果母乳看起来较浓、颜色偏黄，这类母乳蛋白质含量较高，在宝宝的肠道停留时间较久，性质特别黏，宝宝容易出现消化不良、打嗝和吐奶。妈妈需要控制饮食中蛋白质的摄入量，必要时改成混合喂养，加入奶粉。②夜里母乳喂养平均3个小时一喂，但如果母乳较稀，清汤清水的样子，在孩子的脾胃里消化速度会比较快，可能不到3个小时就饿了，所以大家可以从母乳的性质来判断喂奶的时间点。如果是全奶粉喂养的孩子，夜里最多再喂一次奶粉，在6个月之后则睡一整夜，不需要再喂夜奶。如果喂奶时间点没有控制好，后期宝宝还是会出现打嗝、吐奶等情况，而且容易病情反复。

注意奶粉的问题。目前，外国奶粉让国人趋之若鹜，几乎占了80%。外国奶粉是根据原产国的地域、环境不同来衡量奶粉内的营养含量。举一个例子，有一款奶粉由于周围地域海产品丰富，加上自来水中含有钾离子，所以制造的奶粉含钾量较低，因为宝宝能从食物和水中摄取。而其他国家的宝宝喝了这款奶粉，长久下来就容易低钾，如果没有摄取海产品的饮食习惯，久了容易出现甲状腺低下。所以喝奶粉应该选择与自身国家地域相仿的较为合适，不然容易造成营养不均衡。

首先我们是亚洲人，从体形来说不如外国人壮硕，而外国奶粉热量和营养价值很高的原因来自"发育早熟"，往往13岁的孩子就发育成18岁一样，所以奶粉营养不高是不够西方宝宝发育所需的，然而亚洲人发育速度较慢，所以不建议挑选热量太高的奶粉，一旦喝久了就容易出现打嗝、吐奶、便秘等积食情况，这些情况我都建议更换奶粉，但西方国家奶粉也有几个品牌不太上火的。所以每个孩子肠道适应的情况都不一样，最重要的是妈妈要如何判断，这个牌子的奶粉适不适合宝宝。

我教给父母判断的方法就是观察三点，即"大便、小便和睡眠"，这三点最能反映出肠道的代谢状态：①大便味道特别臭、口有异味、舌苔白厚腻，这是逐渐步入到积食的情况。②小便臊味重或大便特别干、质地黏，并且排除了饮食、喝水少等因素。③喝奶粉生长速度过快，不到6个月就20斤～30斤。上述三点出现其中一项都需要更换奶粉。曾经有个妈妈更换了宝宝的奶粉，6个月大的宝宝喝不到2个月后体重从26斤降至19斤，而且奶量并没有减少，所以营养高的奶粉特别长体重，而且长的都是脂肪，腹部的脂肪含量太高，孩子肠道代谢就会出现问题，这种情况也会导致打嗝、吐奶。

【操作手法】

清胃经　—5分钟→　运八卦　—5分钟→　推四横纹　—4分钟→　补脾经
　　　　　　　　　　　　　　　　　　　　　　　　　　　　　　↓ 3分钟

捏积（来回4次～6次）　←2分钟—　摩腹（顺时针方向）

【注意事项】

（1）推拿时间选择在清晨空腹的情况下，可以一次用2滴生姜精油、4滴藿香精油，用杏仁油30毫升加以稀释，用来按摩腹部和捏积效果会加倍。大家可以参考，但是刚开始少量使用，观察孩子有无皮肤过敏，有皮肤湿疹的孩子则不适用。

（2）适当地运动。不太建议老抱着孩子，尤其家里老人特别多的情况就要及时沟通。适当的抱是爱，过度则是害，多爬、多翻身都很好，喝奶、睡觉都抱着是不可取的。与家里保姆也需要适当地沟通，不然一旦没有保姆抱着，那么全家生活就会陷入混乱。

【 饮食调理 】

　　辅食方面。中医常说"孩子饮食不知自节"，意思就是不能自我控制，即使吃饱了，孩子也要吃撑了才觉得饱，这种习惯往往是从小养成的，如有些保姆逼着宝宝喝奶，到后期也会出现吐奶、打嗝。中医大家李东恒在《脾胃论》中说："脾胃内伤，百病由生。"不仅会出现打嗝，长久下去还会导致咳嗽、哮喘等呼吸道疾病，所以控制孩子的饮食量是非常重要的。

孩子老有口臭怎么办

口臭在我们这一辈的孩子中是很少见的，因为那个时代的食物较为简单，就连糖果、肉都是很少能吃到的。我们首先解释为何会出现口臭，主要源于"胃气"，嘴巴出现的味道主要来源于脾胃，中医认为舌苔是由胃气所生，食物消化后经由胃气形成了舌苔，但不论舌苔厚或薄都关系着脾胃功能。

中医饮食喂养的三大原则为"有序、有时、有节"。"有序"指的是食物应先淡后咸、先菜后肉、先少后多；"有时"指的是喂养的时间规律性，不要给予太多跟正餐无关的食物或零食，以防破坏肠道分泌消化酶的时间规律性；"有节"指饮食要有所节制，进食的量以"三分饥与寒"为原则，不要暴饮暴食、偏食、挑食。如果没有按照上述的几项原则进行规律喂养，不论吃了多少中成药或进行多少次小儿推拿，口臭还是会反复发作。

再跟大家说个典型的例子，我曾遇到一个27岁的成年女性，想治疗从小口臭的问题。因为她准备结婚了，所以想把这个毛病给治好，跟我说吃了许多中成药，如黄连上清片、蒲地蓝消炎口服液等药都无法根治，有段时间喝中药会令口臭减轻许多，但只要一停药仍会出现口臭的毛病。我们需要明白"口臭"或者口腔异味都是由于消化道系统所导致的，这种症状孩子也会出现，所以询问病人的日常饮食习惯就显得非常重要，而这位女士一日三餐并不正常，喜爱吃零食，中午往往买零食来代替中餐，而晚餐就吃得特别好，大多都是和朋友聚餐，晚上睡觉晚又影响了肝脏的解毒功能，三餐不规律，零食、西点成为主食替代品，肠道消化酶无法分解食物，导致出现口臭、说话有异味，舌苔也特别白厚腻，而且少气懒言、不爱运动，如果要根治首先必须三餐规律才行。

人体的消化道是一个非常大的分解器官，有许多种分解酶，有消化淀粉食物的唾液淀粉酶，消化肉类蛋白质的胆汁、胰蛋白酶等，每日分泌多少量都是有定数的，超过身体消化所需那就不行，进食过多则消化酶无法正常分泌和代谢，就会出现口臭，而且越难代谢的食物消化酶分解起来就越困难，如油炸的零食（薯片、薯条、炸鸡、比萨等）。

有时看见大人吃烤串、麻辣烫还带着孩子吃，我往往都会叹一口气：连大人都无法控制食欲，更何况是孩子呢？现代的饮食结构非常丰富，大多都是吃太好才导致身体出现问题。孩子在幼儿园生日会或圣诞节吃的食物大多非常油腻，有蛋挞、蛋糕、甜饮料等诸多甜食，加上孩子无法自制的天性，往往隔天就会生病，如咳嗽、痰多、发热、厌食、便秘等症状。其实孩子过生日时大家可以换一种方式，如野地探险或一日游等团体活动，这样不但对孩子身心有益，同时可以培养孩子的独立性，心、脑、身体发育都会更加健全。上述是中医喂养的基本原则，希望大家可以做到，记得全家原则要一致。

【操作手法】

清天河水 ——6分钟→ 清胃经 ——4分钟→ 推板门
↓ 3分钟
捏脊来回4~6次 ←3分钟— 清肝经 ←3分钟— 推四横纹

【注意事项】

如果口腔有蛀牙或牙齿防护、清洁不到位，也会出现口臭，需要寻找牙科进行治疗。儿童严重便秘也会出现口臭。成人若排除了饮食原因，还有其他情况会出现口臭，如胃溃疡或胀肿，需要及时治疗。

【饮食调理】

三餐定时、定点、有规律是治疗口臭的不二法门，不吃零食及不喝碳酸饮料，少食牛羊肉及发物。另外喂养者切记不要咀嚼食物后喂给宝宝，因为现代饮食复杂，许多人有慢性胃炎而不自知，炎症容易经由咀嚼食物后传给孩子。

孩子出现积食了，可以推拿吗

"积食"是妈妈们最常问我的一个词，临床发生率非常高，而且反复率也高，可能跟现代奶粉营养价值高、辅食丰富有一定的关系。有些妈妈问："孩子怎么老是积食？"即使吃了消食的中成药还是反复积食，这是为什么？看清了重点是"反复"，饮食结构不改变，当然会反复发作，不是吗？

其实食物从口腔分解→食道→胃→小肠→大肠，整个消化道的循环路线，就是身体内部的精细管道，每个部位有各自不同的功能。一个部位积食堵塞了，其他部位都会出现问题。我来给大家具体分类：口腔如果出现了溃疡、化脓性扁桃体炎、鹅口疮等，后期就会出现便秘或腹泻两种极端不同的表现，主要还是看患儿的体质，体质不同就会出现不同的结果。如果是食道或脾胃出现问题，随之易出现打嗝、呕吐、吐奶、腹泻等症状，中医认为是脾胃失调所致。

大肠被中医称为"传导之官"，主管排泄大便和液体的再回收功能，所以只要积食大便不下，就会出现便秘、腹痛、腹泻等，随之就会出现咳嗽有痰、哮喘等疾病。临床上有种中成药叫消积止咳口服液，中医认为肺气的"肃降"功能可以有效地帮助大肠传导，对脾胃的运化都是有所助益的，而适当地让孩子哭可以帮助肠道消化食物，促进蠕动功能。大肠、小肠对液体的再回收功能出现阻滞，就会出现泌尿道感染、尿少、腹泻、消化不良、尿黄等，上述皆是积食造成的诸多影响，望父母警惕！

我们该如何判断宝宝是否积食？当宝宝出现厌食、口臭、腹痛、腹胀、便秘或大便酸臭、舌苔白厚腻等症状，这些都是积食的表现。尤其出现在感冒前后更为常见，在此给父母们一个最安全的介入方法，如果孩子大便都很规律，突然有一两天没有大便并出现积食的症状，建议可以给孩子吃些大山楂丸或小儿化食丸，避免出现发热、咳嗽等症状，及时地进行干预，可以避免出现呼吸道的症状，在没有药物的情况下也可以利用小儿推拿来进行治疗。

积食被中医称为"积滞"，在临床上治法贵在一个字"运"，运脾对治疗积滞的患儿显得相当重要。除了脾胃的内在运化外，外界也需要给予运化。故临床上凡是积滞的孩子，我喜欢给他们开一个药膳，也算代茶饮的一种，临床效果非常好，无色无味，可提高脾胃内在运化的功能。在台湾又称为四神汤（炒薏米仁30克，芡实10克，茯苓10克，莲子肉10克），其中除了茯苓是中药外，其余的都是杂粮，睡前杂粮先泡水，隔天加700毫升水煮20～30分钟，可以当水喝。另外可以同时煮汤、煮粥，但是不可以跟牛羊肉同煮，其余皆可。这个方子体现了中医药食同源的寓意。如果出现了厌食可以另外加入鸡内金10克，这对消食导滞的效果更好。

其实就孩子的饮食调理我已经讲过很多，食物吃多嚼不烂虽然是老话，但是跟中医的道理却是相同的，古语云："孩子进食贵在三分饥与寒。"而进食的"有序、有时、有节"这些原则希望父母们记住，生孩子简单，养孩子不易，但是这些不易却往往都是大人给孩子养成的。小儿推拿是中医的传统医学，不吃药、不打针就能治病，但是却有局限性，得看是什么病。要从根源上杜绝积食，首先还是需要从日常的饮食调理下手，希望能对各位家长有所帮助。

【操作手法】

清天河水 —6分钟→ 推板门 —4分钟→ 运八卦 —5分钟→ 清大肠经

↓ 3分钟

捏脊来回4~6次 ←3分钟— 清肝经 ←3分钟— 补脾经

【注意事项】

（1）给积食的孩子推板门的时候会有少许阻力，我称之为"筋总"，是拇指腱鞘及鱼际肌肉间隙交汇形成，若积食较重则疼痛感较为明显。另外还能触摸到气结，像葡萄串一样，摸到气结就要注意推拿的力度，由轻到重、由慢到快。

（2）便秘加上下推七节骨5分钟，脾气烦躁加肝俞挤痧经3分钟，少气懒言、活动少加按揉足三里3分钟，出现口臭加清胃经3分钟。

（3）严重积食可以用血糖针对四缝穴刺络放血，挤出少量的透明黏液5～6滴即可。

孩子腹泻了，如何推拿

中医认为宝宝腹泻的病变在于脾胃，临床上最常见到的原因就是食物引起的，其余的有着凉、西药影响等诸多原因，其中最常见的是使用抗生素后脾胃大伤，有时也会伴随着厌食、呕吐等症状。一般来说，这类疾病后期要注重调理，不然会影响孩子的体质，疾病会反复发作。这种疾病涉及的范围相当广泛，有急慢性腹泻、细菌性痢疾、溃疡性结肠炎等。处理腹泻这个疾病要有一套应急措施，一般最让人担心的就是"电解质紊乱"，也就是西医所说的脱水，而父母该如何处理，这是本节最关键的地方。

腹泻代表着孩子大便次数增多，大便呈蛋花样或水样便，有奶瓣或食物残渣，有泡沫或黏液，有时候还会伴随着发热、呕吐、腹痛等症状。我们第一步就是要"验大便"，这个环节相当重要，可以判断孩子腹泻的预后。首先验大便需要医疗的专用容器，避免影响检验结果。曾经看过有的家长用塑料盆，这也是不行的，最好用一次性纸杯或保鲜膜（保鲜袋）接住大便，取一个指甲盖的大小，而且送检时间在1小时左右，不要连同尿布一起送检，否则分泌物都被吸收了，导致检验结果不准确。检查结果出来的时候，主要有几点：①白细胞的高低就代表着肠道有无感染，也是判定有无肠炎的主要依据，数值的高低大多是抗生素的用药标准，当然还需要观察孩子的状态，如体温变化、精神、食欲等。②红细胞或潜血，代表着肠炎、痢疾、肠套叠等情况。③轮状病毒感染，经常会伴随着发热、每日腹泻10～20次，往往需要补充电解质补液盐。如果大便检查出现了潜血和白细胞、轮状病毒感染这三种情况，都需要及时送医诊治。

另外还有几种情况也要提高警惕：腹痛（不愿让人触碰）、皮肤有出血性皮疹、呕吐物出现血丝或咖啡样的残渣，或黄绿色带有大便的味道、发热热势高不易降、肉眼就能看见血便等都需要及时送医。另外腹泻途中伴随着突发性腹痛要及时送医，避免肠穿孔。

如何补充孩子的电解质，纠正脱水？什么时候需要输液，以什么为判断标准？这些都是有讲究的。如果孩子进食还可以，观察几点：①精神状态如何，烦躁或萎靡；②皮肤是否干燥、弹性差；③囟门有无下陷；④尿量减少的程度；⑤如果有尿，尿常规检测看是否有酮体；⑥四肢触摸是否觉得凉或冷；⑦眼窝有无凹陷。上述几点则表示体内已经处于中度及重度脱水的警示，需要及时输液以纠正体内电解质紊乱。

宝宝的大便清稀如水，排便多次，无味，面色差，可以用防风10克、炒白术10克、高良姜6克、诃子10克、赤石脂10克、肉豆蔻6克。上述中药用纱布袋装好，泡5分钟后上锅蒸15分钟，之后用毛巾包起来热敷腹部。注意温度，不要烫伤，怕烫可以用毛巾裹厚些，随着温度下降再慢慢打开毛巾，热敷时间20分钟，一服药可以用2次，早晚各1次。适用于大便清稀如水样的虚寒腹泻。

艾灸效果其实也不错，艾灸比较适合初期腹泻或消化不良的患儿。初期腹泻或消化不良的患儿用隔姜灸，首先切一片姜，用牙签穿几个孔后放上艾灸柱即可，一般艾灸10～15分钟，一天2次。如果是反复腹泻或腹泻已经超过15天，效果并不好，即使好了两天，停了艾灸后面还是会接着腹泻。中医认为"久病入经入络"，意思是疾病邪气已深入，已不是艾灸可以治好的，建议利用小儿推拿辅助，腹泻后期会更加稳固，不容易有反复性。如果能口服汤药效果更佳。

【操作手法】

运八卦 ——8分钟——→ 补脾经 ——5分钟——→ 推板门 ——3分钟——→ 捏脊来回4次～6次

【注意事项】

腹泻推拿时施术者手掌必须保持温暖，而且室内的温度也不可以太低。

小儿推拿加减：

（1）发热则需先推三关3分钟、清天河水5分钟。

（2）大便稀水样无味，上推七节骨要加长时间，持续30分钟效果更佳。

（3）大便臭，加上来回清大肠5分钟。

（4）腹痛、腹胀，加推四横纹4分钟。

【饮食调理】

（1）腹泻时许多宝宝都是喝米汤来调理受损的脾胃，在此给大家提供一个小窍门。馒头切片，放入烤箱烤得微黄（不要焦黑色），之后放入500毫升~1000毫升的水里煮6分钟，过滤后喝水。这个有很好的止泻效果，尤其针对大便没有酸臭味道的腹泻患儿，效果更佳。如果大便酸臭或者有腥味，则不适合用这个方法。

（2）腹泻有许多种情况，有部分是乳糖不耐受所致，有许多父母会更换奶粉，但要注意更换奶粉后1个月有没有出现腹泻的症状，需要注意孩子的体重。如果3个月内体重一直没有增长，就需要逐渐换成正常奶粉，但是要先从少量的比例进行更换，并且观察孩子的大便情况，更换的时候正常奶粉的量要慢慢地逐渐增加，因为孩子的肠道需要一定的适应过程。

宝宝呕吐了，可以推拿吗

呕吐与脾胃关系密切，但是原因各异，有吃多了积食呕吐，也有腹部受凉出现呕吐，还有高热呕吐，那就要进一步完善相关检查，判断是否有脑炎、脑膜炎等情况。但临床上最为常见的就是积食和腹部受凉。首先积食导致的呕吐，中医认为"饮食自倍，脾胃乃伤"，指的是不当的进食如油炸、油腻（比萨、蛋糕）、甜食、滋补（鱼翅、燕窝、海参）等食物都会让脾胃受损。

其实脾胃就是个平衡杠，适当的进食则保持在中间的位置，但是过度进食，平衡杠就会倾向另一边而身体出现反应，这个反应就是呕吐或者腹泻，严重的就会出现发热、咳嗽、上火（扁桃体肥大、嗓子红肿）等症状，往往就是大家俗称的积食或上火了。所以食物怎么进来就要怎么出去，输入和输出必须保持平衡，失衡了不是吐、拉就是胀气或腹痛，体内有多余的异物身体就必须排出，这也是身体自我保护的一项机制。

首先呕吐过度也会出现电解质紊乱，就是我们所说的脱水，父母们要积极防止这种情况的发生。大家可以按照前文进行护理，在此不再多加叙述。呕吐这种疾病非常特别，由于喝中药容易呕吐，所以父母很少愿意给孩子喝中药。轻度呕吐使用小儿推拿的疗效是不错的，可重度呕吐则要给予西药止吐药，再加上小儿推拿效果较好。但是呕吐严重必须排除一些情况，如脑膜炎、肠梗阻、胆囊炎或胆囊梗阻等疾病都会引发呕吐，所以严重呕吐的患儿必须到医院由医生来进行判断，不要私底下自行处理或观察，避免引发更加严重的后果。往往伴随的症状都很急，如呕吐伴随着腹泻十余次、反复高热、血常规异常等情况。

运用小儿推拿治疗呕吐，就是调节脾胃气机，中医常说脾胃升降失司、气机逆乱导致呕吐。其实这个不难理解，就像平衡杠，左右两边气机升降高低出了问题，不在一个平衡点上。这主要源于"气"的逆乱，而气又是从脾胃生化而来，也就是说气是从食物当中摄取经由脾胃转化而来的，中医称之为"谷气"，气不通了就会出现呕吐，故积食呕吐也是这样发生的。谷气摄取过度导致气机逆乱所致，所以日常生活中需要节制孩子的饮食。

饮食进入脾胃经由谷气（脾胃之气）消化后，再经由肺的呼吸功能散布至全身、四肢，所以有些孩子会出现上火、咳嗽的表现，其实就是这个环节出现了问题。就像在冬天我们吃了牛羊肉火锅后觉得手脚不再冰凉，全身气血顺畅，这就是中医"肺主气，司呼吸"的一种表现。而吃多了积食会呕吐，偶尔伴随着咳嗽，也是因为这个环节出现了问题。

呕吐另外一个常见的根源就是腹部着凉，临床上见过许多例子，尤其是尿布包裹得不好导致尿床，往往容易伴随着发热、流涕、鼻塞、腹泻、打嗝等症状。中医又称之为"寒气中腹"，意思就是寒气直接入侵脾胃，出现呕吐或腹泻的症状。我曾经在临床上遇过这种案例，夏季孩子一天内吃了6个冰激凌球，出现的症状就是严重呕吐、腹泻一日20余次，便常规的白细胞和红细胞相当高，确诊为细菌性痢疾。这类疾病的症状非常急，有时候还会伴随高热不退、呕吐和腹泻同时出现。

【操作手法】

推三关 —4分钟→ 清胃经 —3分钟→ 推板门 —4分钟→ 运八卦

捏脊由上向下4次~6次 ←—3分钟— 补脾经 ↑3分钟

【注意事项】

（1）有明显着凉史的腹泻或者呕吐患儿，建议自行炼制中药推拿油。5克高良姜，10克木香，10克藿香添加植物油（椰子油），小火煮15分钟后浸泡1个小时，装入玻璃瓶备用，平时不用时需要密封好搁置冷藏。使用前3个小时需要从冰箱拿出来，倒至手心搓热后推拿，效果更佳（如果有发热症状则不建议使用，只限用于外寒中腹的患儿）。

（2）中医认为"邪之所凑，其气必虚"，治疗原则应先补气后运脾止呕，针对背俞穴（膀胱经），可以有效地激发阳气，对此进行针对性推拿效果更佳，有着凉史的患儿先按揉脾俞3分钟，上推七节骨10分钟，再接着用上述基本的操作手法即可。如果是发热伴随着呕吐，则先从基本的操作手法做起，再接着按揉脾俞3分钟，上推七节骨5分钟。伴随口臭加上清胃经3分钟，腹痛则推四横纹4分钟，大便腥臭加上清大肠经4分钟。

【饮食调理】

（1）治疗呕吐的孩子我大多都是以小儿推拿为主，因为孩子难以入口中药，建议中药外贴"止呕方"。藿香10克、佩兰10克、砂仁10克、大枣1克、姜半夏6克、神曲10克、焦山楂10克、厚朴10克、肉豆蔻6克，中药颗粒或打粉后外敷肚脐，早晨空腹贴敷效果较好，1岁以内的宝宝20分钟即可，2岁以上则贴30分钟。需要注意易皮肤过敏的患儿，可以将湿的热毛巾放置肚脐10分钟，湿润后撕下可以减轻疼痛感。也可以洗澡前贴敷，接着盆浴泡澡也会自然掉落。平素皮肤易过敏的宝宝，外敷2天后肚脐周围若出现皮肤过敏现象，可改成隔一天一敷，不用连续贴敷。

（2）针对呕吐的饮食较为特别，许多父母认为需要利用粥来养胃，其实不然。喝了过多的米粥或米汤，会让胃部充满液体进而导致胃排空延迟，胃部会更加不适。另外，宝宝的幽门括约肌发育未全，容易导致幽门痉挛而加重呕吐，所以一般建议：①少量多餐，不要给胃容量增加负担。②尽量少食用粥、米汤、水、果汁，喝水也吐的孩子就更加不合适，尽量以干性食物如牛奶吐司、饼干为主，粥、水样食物为辅，粥也需要稠点。山药泥加上少许土豆泥都是不错的。③吃完饭可以采取半坐卧的姿势30分钟，可以让食物更好地吸收，吃饭后不要有太过于激烈的运动，如在沙发跳上跳下、在地上跑等。

第六章
常见呼吸问题的推拿手法

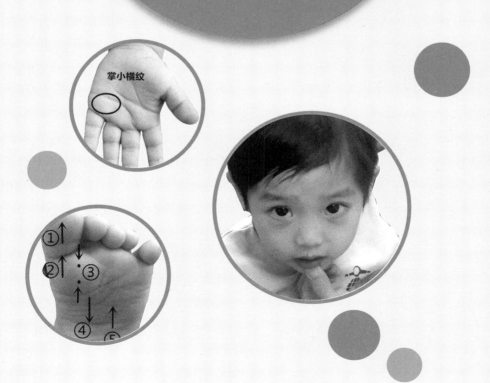

掌小横纹

孩子发热了，怎么处理

　　退热其实是小儿推拿的最强项之一，发热会伴随着鼻塞、流涕、轻微咳嗽等症状，但以着凉后发热推拿效果最好，临床上遇到着凉的情况有很多种，像夜里尿床后睡了一夜、开空调踢被子、出汗吹到凉风等情况，这大多是中医所说"寒邪犯表"所致。而长期免疫力低下，连续低热1～3个月的推拿手法就更为复杂。一般小儿推拿以解表退热的手法来进行操作，往往需要孩子自身发汗后退热，而发热也是孩子最常见的症状，希望各位家长能好好学习。

　　利用小儿推拿来退热最重要的是判断哪些发热推拿是无效的，我们必须有这个认知，现代网络上老是推广不吃药、不输液、小儿推拿最有效，这个宣传就是太过了，每种疾病有它自身最有效的治疗方式，我们只要找对方法就可以了。具体有以下情况推拿无效：①24小时内发热热势如果太高，反复4～6小时就高热，退热药退不下来，这种情况往往代表孩子体内有炎症，并不是单纯的着凉发热，这类的推拿效果就较差，必要时还需要刺络放血，一旦热势剧烈，具体的治疗方案则要由推拿医师来进行判断。

②发热24小时后测血常规，白细胞、淋巴细胞或C反应蛋白数值升高，这类的发热推拿效果就差，容易快速发展为重症，需要及时到医院就诊。③扁桃体化脓、腮腺炎肿大、化脓性中耳炎、疱疹性咽峡炎等属于有异常的分泌物炎症，这类推拿效果较差，因为体内有炎症，分泌物没有排出，所以容易一直发热，需要口服中药促进代谢。④婴幼儿出疹，如幼儿急疹、麻疹、水痘等，必须顺其证，让疹子出透了再消退才行，出疹类疾病推拿可以帮助疹子消退得更为顺利，但是如果出现了逆症则情况就会更糟，必要时需要中药介入。⑤反复发热1个月以上或者反复发生肺炎、支气管炎、哮喘等病，平均一个月发作2次，这类患儿大多需要配合中药茶饮或药膳再加上小儿推拿效果较好。因为病情反复发作的关系，病情较为复杂，父母在家中自行推拿效果较差。⑥宝宝消化道系统虚弱，长期腹泻或消化不良长达1个月以上，推拿退热效果则不佳，因为孩子脾胃气血不足，免疫功能低下，若有中药或药膳调养并配合小儿推拿，这样疗效才会提高，减少反复发热的概率。

　　宝宝在好多情况下推拿效果不佳，这是为什么？首先我在此必须来解释一下，推拿为什么可以退热，中医的机理是什么。小儿推拿有一种较为特殊的作用，可以鼓动人体气血经络加快循环，排除邪气来退热，中医将邪气分为六种，即"风、寒、暑、湿、燥、火"，临床上大多混合在一起，很少由单一邪气致病。2016年10月中旬天气变化很大，原本应该是秋天，但是由于台风太多，温度降得非常快，往往这一拨生病的孩子出现的症状就是鼻塞、流涕，大多是由于降温但衣服添加不及时或流汗受寒风吹所导致。

许多父母带孩子来就诊时会说好像是昨天晚上着凉了。又比如最高温度不超过12℃还夹着雨，而这种情况往往就夹着"风寒湿"三种邪气。风寒湿是如何进入身体内部的？要知道我们的皮肤和口鼻主管空气交换和肌表温度调节，只要交换和调节这两个环节出现问题，邪气就会入侵，这时候就会有父母问："邻居家的孩子穿得都一样却没有事，这是为什么？"其实两者的差距就在于"肌肉"的温煦功能不足，也就是中医说的"卫表不固"。邻居家的孩子肌肉结实，而自家的孩子却是肌肉松软不结实。肌肉的温煦功能就像一扇窗，窗户结实，那么外面的风寒湿是进不来的，如果不结实就会漏风，风寒湿老是钻进窗户里面，这样就容易出现呼吸道疾病，如哮喘、肺炎、反复咳嗽等。这类的孩子必须通过增强锻炼和运用小儿推拿两者同时进行才行，不然体质上不来，小儿推拿是有效果，但最终需要靠孩子自身的免疫系统进行调节，不能一直依赖小儿推拿，故而巩固卫表经络是相当重要的。

临床上早产儿和免疫力低下、反复咳嗽的孩子往往不爱活动，还有就是锻炼方法其实是错误的。这类的患儿，发热后往往推拿效果并不好，即使推拿后退热了，后期也会出现严重的咳嗽、流涕等诸多症状，迁延不愈。还有一部分孩子长期反复发热但是白细胞显示低下，血象并不高。这类孩子大多是因为长期免疫力不足的关系，需要先行中药调理体质，后续再行小儿推拿才能有明显疗效，不然体内的经络气血根本就属于不足的状态，再怎么推拿也是效果不佳，而且体质基础并不稳固，后期会有许多小病。

小儿推拿的有效性在于增强了气血的流动性，我往往称之为"气血循环系统"，气血充足而没有拥堵，这就是极佳的状态，往往推拿效果都是立竿见影的。而上述那些疾病大多都是气血不足或者气血拥堵所致。中医认为气的运动形式是"升降出入"，跟五脏六腑的关系、与中药四气五味的联系等，都牵连得非常紧密，不是书本上几句话可以诉说清楚的。要知道健康需要让气血循环处在一个平衡的状态，物极必反，平衡杆倾向任何一边都会导致疾病的出现，不论是大人还是小孩。所以维持气血循环的平衡也是一门很高深的学问，而早产儿和免疫力低下、反复咳嗽的孩子气血循环系统大多处于拥堵的状态，往往小儿推拿时间及疗程都较长。

四季中有几点需要注意：①夏天天气变得温煦，跟肌肉的温度处在同一个水平，所以不容易着凉，这时长时间吹空调或者室内外温度差距太大就不行，因为夏季人体肌表（汗孔）属于开放状态，这是由于夏季人体的气血循环加快了代谢所致，故夏季需要大量水分来促进循环代谢。所以孩子在春、夏两季只要喝水少、运动少就会令气血不通、堵塞，如咽部就会容易出现化脓性扁桃体炎、疱疹性咽峡炎、暑热等常见病。②秋冬容易出现我们所谓的"着凉"。原因是秋冬季人体摄取热量需求增加，饮食大多较为温补，肉类的摄取较夏季提高很多，但因为环境的关系，孩子的运动量却是大大地下降，吃得多但运动少，平衡杆不能维持平衡，气血循环系统就容易出现问题，就会有后续的感冒、咳嗽有痰、鼻炎等问题，加上孩子学业剧增，运动量根本没有达标。这也是乡下的孩子结实，城市里的孩子反而体质较差最主要的原因。所以一旦到了秋冬季节孩子对肉的摄取需要较夏季节制，运动量却不能比夏季少，尽量维持在一个平衡的状态较为合适。说得更为简单一点，吃得越多，活动量就越大，需要成正比才可以。

有高热惊厥史的孩子要尤其重视，父母需要注意几点：①需要提前口服退热药，热势严峻者两种退热药平均每6小时交替使用；②利用口服中药来防止高热惊厥；③注意观察，惊厥最容易发生在发热上升速度最快的时候，体温往往高达39℃或40℃以上，会出现全身肌肉或局部痉挛、口吐白沫、眼球上翻、面色青紫、意识昏迷等。首先我们需要保护孩子，因为痉挛时容易撞伤自己，所以周围环境不能有坚硬物品，最好抱至床上，让头偏于一侧，让口中白沫流出，防止阻塞呼吸道，口中可放置纱布包裹小勺，防止咬舌；④孩子高热惊厥时需要准备放血针，针刺十宣穴（十指指尖末梢）进行放血。另外按压人中穴5～10分钟，可有效缩短孩子的抽搐时间，痉挛持续时间大于5分钟则需立即送医。

接下来，我们来说说发热前的注意事项，一般天气降温了，孩子会出现流鼻涕和打喷嚏的症状，可以给孩子泡个大葱澡。因为如果不干预，临床上会出现隔天发热、咳嗽、鼻塞、流涕等症状，我们可以提早介入，一根葱白加上葱头煮15分钟。大便如果稀了或消化不良，再加上2片姜和1颗大枣，洗澡时盆浴泡10～15分钟，连续泡3天（天气转温可以减少天数），这个方法可以有效地祛风散寒，防止后期出现发热、咳嗽。如果孩子大了，家里不适合泡澡，可以泡脚，但是必须身上微微出汗才行，不然风寒之邪排不出去。如果泡澡后孩子出现大汗淋漓，就需要进一步调理，这就反映出这个孩子是属于卫表不固，后期容易反复发热、咳嗽。

还有一种发热就是积食，每日喝鸡汤，只要持续喝2天就容易诱发积食，轻微的就咳嗽痰多，严重的就出现发热，所以孩子饮食其实越简单越好，青菜、豆腐、瘦肉即可，不要随便添加补品类食物，往往只有坏处没有好处。有积食病史又出现了发热，这时候就要注意大便有无结球或者有没有大便，可以通过吃益生菌或用少量的开塞露、中药栓剂，必须让大便下来，帮助孩子退热，这种方法中医称为"釜底抽薪"或"因势利导"，让大肠顺其气而退热，但是有几点原则：①必须有积食史，大吃大喝的病史；②大便干结或几天不便，大便味道特别大；③除了发热没有其他症状才行。另外使用开塞露、中药栓剂促进大便通畅，如果第一次大便全部结球，需要再用第二次，务必让大便排出来软硬适中，一日内以连续使用3次为限。

【操作手法】

推三关 —— 3分钟 —→ 六腑 —— 4分钟 —→ 清天河水

（6分钟）

风池3分钟 ←—— 3分钟 —— 曲池

【注意事项】

（1）按风池这个穴位时有少许疼痛感，初按时需要适当控制力度，再逐渐加大，以潮潮汗出为佳。

（2）发热伴随消化不良加入补脾经3分钟、运八卦3分钟。

（3）发热必须配合挤痧，部位：大椎、肺俞、肝俞，有便秘、大便干燥的患儿加入大肠俞。

（4）反复发热加入补脾经2分钟、肾顶1分钟，有益气固表的效果，可以提高自身的免疫力（仅限于长时间低热、免疫力低下、消化不良的患儿）。

（5）咳嗽加入分推肺俞4分钟、清肺经5分钟、推四横纹和掌小横纹各3分钟。

【饮食调理】

积食发热的孩子，需要额外地注重饮食，尤其是退热后的3天，这个时候父母心疼孩子，饮食大多是大鱼大肉，也有比萨、牛排等外食的犒赏，但后面也会导致余热未退的情况发生，往往还会诱发咳嗽，或者又出现发热。太过于油腻和咸的食物会产生大量的蛋白质，让淋巴组织肿大。由于孩子分解蛋白质的速度较慢，容易加重扁桃体的红肿。另外孩子一天一次大便是相当重要的，平时孩子大便很正常，如果出现了连续2天没有大便或大便干燥2～3天，往往第4天就会出现不适，鼻塞、流涕、咳嗽有痰等，所以大便出现异常了，需要及时干预，避免后期宝宝身体出现不适。

宝宝出现鼻塞、流涕该怎么处理

鼻塞、流涕跟许多疾病密切相关，鼻炎、着凉、发热初期都会有这些症状。随着雾霾的加重，这些症状就更常见了，而北京属于干燥性气候，孩子偶尔流涕是属于黏膜保护鼻腔的正常反应，可以防止细菌、病毒的入侵。而现在儿童鼻炎发生率很高，原因在于空气中的细菌、病毒、尘螨、灰尘增加了，堵塞了鼻腔黏膜导致炎症的发生，所以体质稍微差点的孩子，就会出现咳嗽有痰或过敏性鼻炎、哮喘等疾病。

我们来说说孩子鼻腔的解剖特点，儿童的鼻腔较成人短而且无鼻毛，后鼻腔短而狭窄，而鼻塞、流涕则会将分泌物流至咽喉部进而出现咽喉有痰鸣、咳嗽和进食减少，父母首先会感到孩子食欲下降、嗓子呼吸有痰、平躺睡觉则咳嗽加重等症状，这有一部分的原因便是鼻咽的解剖特点所致。

鼻塞、流涕可以分成慢性和急性两种处理方法，急性的鼻塞、流涕多是因为感冒、发热、着凉等鼻腔黏膜反应所致，患儿这种情况不能轻易判断是鼻炎，除了上文中的大葱水泡澡外，可以在洗鼻后涂抹少量的红霉素眼膏，对轻微的鼻塞、流涕效果也是不错。如果体质壮硕，感冒较少的孩子，偶尔着凉出现了鼻塞、流涕，大葱澡加上多喝水、饮食清淡也能自己逐渐恢复。注意若3天内鼻塞、流涕并没有逐渐好转，建议及时到医院就诊，这表示孩子没有办法自己恢复。如果是鼻塞、流涕隔天出现了咳嗽等症状，则需立即介入，因为这时的呼吸道症状非常容易进一步加重。而小儿推拿在鼻塞、流涕出现的1～3天内效果最好，此时也是小儿推拿治疗的最佳时机。

鼻塞、流涕日久容易导致慢性鼻炎，对中医来说这属于"正气不足"的一种表现，这类孩子有个共同特点，即"脾胃不足"，或者兼着气虚、阴虚或脾胃气血失衡等问题，就一句话"脾虚"。首先脾虚可以用小儿推拿、口服中药调理，但最重要的还是增强体质，否则小儿推拿或中药一停就反复犯病。加强肺部经络的气血通畅，"健康在于运动"，运动才是增强体质的不二法门。孩子出门老是被抱着、车推着、吃饭喂着，都是不行的，需要按照年龄大小逐步训练才行。一般老人带孩子时运动量是很难达标的。可能有的妈妈会说："不会啊！孩子在家里也不闲着，老是跑、跳着。"但这对孩子而言跟大人散步是同样道理，所以重点是有针对性的运动，否则心肺没有得到很好的锻炼，肌肉没有得到提升，都是徒劳的。

首先肺部经络锻炼适用于反复呼吸道感染、流涕、鼻塞、免疫力低下、慢性鼻炎的孩子，其中有几点要注意：①不要只锻炼下半身，而不锻炼上半身，只锻炼那两条腿对呼吸道而言意义不大，上半身的锻炼更加重要。因为肺经位于双臂内侧，如果孩子上肢的肌肉摸起来柔软并不结实，那纯粹是脂肪并非肌肉，那就大事不妙了。脂肪过多中医往往认为是痰、湿等邪气，这类的体质容易吸引一种邪气就是寒邪，所以一旦是这种体质的孩子，往往天气一变一降温，三种邪气就聚集在一起发病，我们常说同气相求、物以类聚就是这个道理。所以大家可以先检查孩子上半身的肌肉是否柔软，如果并不结实，那就建议你提早介入，把孩子的运动量进一步提高。②我建议提早干预，正在学抬头、翻身或走路的小宝宝，首先大人不要老抱着他，否则久而久之孩子的肌肉就会软，腰背肌肉没有得到锻炼，导致孩子以后不爱运动的习性。③有些孩子才七八个月就要让家长扶着走，这时家长可以想办法让孩子多爬一会儿，尽量多锻炼上肢肌肉力量，因为这时期一旦走路了，孩子锻炼上肢的机会将会更少。④孩子反复咳嗽、哮喘，出现呼吸道疾病的频率太高，是不建议做游泳这项运动的。因为温差太大，孩子的肺部经络薄弱，气血不足，经不起这样的温差刺激，所以一般建议改成其他的运动方式。⑤培养孩子对运动的兴趣，这个相当重要，妈妈帮孩子选择运动类型时，要注意这项运动对哪几个部位的肌肉产生影响。

来我门诊的一个5岁的孩子，反复鼻塞、流涕1个月，这个孩子体质不错，运动量也可以，但是前胸和背腰肌单薄，我对他妈妈说了必须加强上肢方面的运动，不要只运动下肢。沟通了一阵，发现原来这个孩子目前的运动就是玩滑冰和踢足球，上肢的运动是较少的，加上孩子在家并不做家务，所以上肢的运动量根本就是零。上肢的运动有很多种，打篮球、玩橄榄球、打网球、打棒球。一般4岁左右的孩子我建议打小儿网球，而男孩玩橄榄球也可以，因为这两种运动对肌肉的爆发力和力度锻炼是最佳的。另外网球在室内也可以进行，不会因为雾霾或下雨而停止，2～4岁则建议进行针对性的体能锻炼。⑥人基本的胸腔、肩胛骨、三角肌附着肌肉的大小及力度形成需要一段时间，约3个月左右，有时运动过程中也许会因为衣服湿了，隔天出现了鼻塞、流涕、轻微咳嗽的症状，往往父母们会问我怎么办。简单来说泡个大葱澡接着去运动出个大汗就行。因为孩子身体已经结实了，中医认为"正气存内，邪不可干"，这只不过是体内抵御外来邪气的一种过程和反应。

【操作手法】

推三关 ——3分钟→ 清肺经 ——5分钟→ 揉曲池、二扇门

大椎、肺俞挤痧 ←各3分钟

【注意事项】

（1）二扇门按揉的时候速度宜快，力度需要稍重，才能散风寒止清涕。

（2）临床上常见的就是清洗鼻腔，大多都是利用海盐水来进行清洗。其实一般建议如果鼻腔肿胀、流清涕量大、症状明显则用海盐水，高盐可以让鼻腔黏膜收缩减少分泌物。对于少部分患儿，

过度的盐水清洗会导致鼻腔黏膜干燥，容易出现流鼻血等症状，此时用纯净水清洗即可。

【饮食调理】

（1）出现鼻塞、流涕，首先饮食需要清淡，不能吃西餐，尤其是孩子，粗茶淡饭则身体强健，不要每日只想着让孩子吃肉、吃虾，要知道几日的清淡饮食对脾胃来说就是清洗，脾胃会很舒服的，五脏六腑也会很畅通。

（2）如果已经确诊为慢性鼻炎，那么有些食物是不能食用的，如虾子、螃蟹、牡蛎、海参等海鲜，由于寒性太大，女人和孩子尽量少食，普通海鲜则是可以正常食用的。杧果、芋头不要吃，非常容易诱发鼻腔、皮肤过敏等症状。

宝宝咳嗽，推拿有用吗

咳嗽可以算是儿科临床上占比例最大的一种症状，而且有少部分的咳嗽很难治愈，尤其是过敏性咳嗽，属于顽固性疾病，根治需要花费大量的时间和精力。小儿推拿治疗咳嗽，我的原则就是两天内出现轻微咳嗽或喘，推拿效果是不错的，前提是前1个月不能有反复上呼吸道感染的病史。肺炎后期、腹泻、消化不良、发热前后1个月内，小儿推拿效果会稍微差点，因为正气已虚，这就像两军对垒一样，刚刚打完一场大战，理应休兵整顿，如果身体不休息再接着一场大战，则病来如山倒。此时一般建议口服中药，补充粮草，加强兵力，整顿、防卫，再借助小儿推拿的力量大战一场，而后将体内的残余敌兵、奸细连根拔除，这样才不容易反复感冒，所以中医治病是一种过程，跟小儿推拿一样需要时间来调理、整顿，所以"祛病如抽丝"是非常有道理的。

我们来谈谈肺部的生理功能，肺主管的就是呼吸，但是首先要有一口"气"，能吸能呼才行，这个我们可以称之为"气道"。我们的气是从两方面而来的，一个是"水谷精微"，就是我们进食所产生的物质，另一个是通过呼吸从外界进入肺部的"清气"。两者相合就是我们所说的"气"，气经由气道汇聚在胸腔，经呼吸后散布至全身，这就是中医所说"肺朝百脉"的功能。这时会有一种物质残留在气道当中，那就是"痰"。中医认为"肺为储痰之器"，但痰是从哪里来的，一句话"脾胃"，所以脾胃功能要是减弱就会有源源不断的痰生成，所以我们称之为"脾为生痰之源"。大家可能觉得太过于抽象，举一个例子，冬天天气降温了，四肢手脚冰凉，往往大家聚在一起吃个涮羊肉，吃完后手脚就温暖了，不再那样冰冷。这就是脾胃消化食物后经由肺的呼吸作用散布至四肢末梢的作用，但是吃撑了，嗓子就会有一口痰，这就是脾胃积滞生痰从而无法代谢所导致的。

而咳嗽这种疾病往往跟痰相关，我们必须从根本上杜绝痰的根源，那治疗咳嗽就简单得多。痰其实跟食物成正比，以前人们吃得简单，肉也很少吃，大多是吃土豆、大白菜、窝窝头等，这些食物不油腻又简单，一般很少生"痰"这种物质，生病的机会就少了很多。而现代食物都太过于油腻，就连海产品也是外国进口，大多都是高热量、高蛋白的食物，喂母乳的妈妈也喜欢吃蛋糕、甜点等西方茶点，再加上下奶的汤，如鲫鱼汤、猪蹄汤等，你想想脾胃能受得了吗？到了一定程度，脾胃这个机芯根本运转不过来，久而久之就会有毛病，轻微就是痰堵，比如平时偶尔喝奶或吃饭感觉嗓子有一口痰，等到日积月累痰太多了，脾胃和肺就会反过来出现毛病。肺的气道被堵了，脾被痰积住了，还能好好地呼吸、咳痰吗？所以一般看中医时，许多医生都会交代，咳嗽期间饮食是需要节制的，这是必需的。

　　有些哮喘的孩子经治疗后情况很稳定，父母看孩子可怜没有吃所谓的好吃的，心里就充满着愧疚感，带去吃一次意大利面、比萨，结果隔天又病了，所以就会有妈妈很委婉地问我："钟老师，孩子以后都不能吃了吗？"我说了："能不吃就不吃，大人也是一样的。"但是又有父母疑惑了，怎么西方人吃就没事？西方孩子从小的运动强度比亚洲人大得多，冬天里外国人在公园里跑步、健身的人就不少，而我们亚洲人就不一样，自然而然我们消化那些高热量的食物就不及西方人。加上体形相差好几倍，西方人吃的食物热量高但是本身体形大，身体有储存大量油脂的空间，我们亚洲人则是体形较为娇小，一般吃了热量太高的食物，身体内部没有储存的场所，五脏六腑就会出现上火的症状，如咽痛、口疮、便秘、扁桃体炎等疾病。所以不要跟西方人比体质，毕竟环境、遗传、体形、运动等习惯的不同，所造就出来的体质从根本上就不一样。

　　这时候又有父母觉得为什么隔壁家孩子怎么吃都没事，那是他们懂得加强孩子脾胃的"运化功能"，说白了就是加强脾胃机芯的转数，强化了代谢能力，其实就是运动，而且运动的强度还不能太小。有些父母说："孩子在家里也不闲着，一天出去两次这样不行吗？"是的，不行！这种运动对孩子而言就是散步，肌肉、经络没有得到应有的锻炼，所以跟正式的体育锻炼差距是非常大的。前面说了肺的"气道"被痰堵了，如果加上孩子大便不通，痰没有经大肠通道排出，肺的气机就会反，一句话"喝水也能呛嗓子"。所以中医认为"肺主气"，气机不顺畅，气道拥堵，首先影响的就是肺部的气机失常，所以孩子的饮食习惯需要改正，贪多嚼不烂、只吃肉不吃菜都是不行的，不好的饮食习惯对呼吸道产生的影响很大，孩子日常饮食的控制、自律也显得相当重要。另外加强运动可促进脾胃代谢能力，对于气道排痰外出会有很好的效果。

这里许多父母可能不太理解为什么大便不通会咳嗽，就西医的思维来说咳嗽属于呼吸道系统，和消化道系统是两码事，不过，我们中医有这么一句话"肺与大肠相表里"。肺和大肠是一对双胞胎兄弟，经脾胃运化代谢的产物，如痰、油腻食物等，理应经由大肠排出体外。如果大肠气机不通就会影响到肺部的呼吸功能，所以一旦孩子便秘往往容易堵塞肺部的气道而出现咳嗽。这类的孩子就连扁桃体也比正常的孩子要大上许多，所以保持大便的通畅是必需的。大便必须软硬适中，即使前干后稀也是不行的。

【操作手法】

按揉曲池、孔最 ——各3分钟——→ 推三关 ——3分钟——→ 清天河水 ——4分钟——→ 清肺经

↓ 5分钟

分推膻中2分钟 ←——4分钟—— 来回推小横纹

【注意事项】

（1）给长期反复咳嗽的患儿推拿时间应不少于2个月，如果是过敏性咳嗽需要达到3个月，如果哮喘、咳嗽气急的患儿还需要加入定喘穴按揉5分钟。此穴咳嗽发作期易有经络气结点，建议力度以孩子耐受力为主，但是需要揉开才行，一般最少要连续按揉3~5天。

（2）一般来说孩子咳嗽减轻了，一天咳嗽一两声就会被父母们送到学校去。我本人建议必须等到一口痰都没有才能送至学校，不然咳嗽反复的概率会提高不少。

（3）初冬季节还没有供热时，幼儿园大多开着空调，又没有加湿器，孩子往往就容易出现燥热咳嗽，而且孩子的饮水量非常少，甚至一天下来不足500毫升。建议增加室内的空气湿度，冬季供暖时，室内温度控制在21℃~22℃，湿度40%左右为最佳。空调

供暖会让孩子咳嗽的概率提高很多，因为尘螨、灰尘特别多，我建议以暖气片最好，其次地暖。

（4）3岁后上幼儿园的孩子必须养成每日排便的习惯，以此来减少呼吸道的感染概率。建议上幼儿园前半年开始培养自主大便，并戒掉大便后洗屁股的习惯。

【 饮食调理 】

咳嗽期间痰多不适合吃油腻的食物和西餐，就连饭量也需要适当控制，尤其是平时吃饭比大人多的孩子更需要减量。干咳的孩子需要注意室内温度及湿度，大量喝水，减少摄取干燥上火的食物，如坚果、核桃、大枣、饼干等。水果方面应减少橘子、龙眼、荔枝等食物摄入，这些容易刺激扁桃体、咽喉部的黏膜，易加重夜间咳嗽。

宝宝反复发作哮喘，该怎么办

哮喘是呼吸系统中的顽固性疾病，不仅治疗时间久，而且反复性强，往往是反复咳嗽后演变而来的，而且大多与激素雾化相伴。如果是急性期发作，激素雾化是必不可少的，对于严重哮喘的患儿甚至只要一停激素雾化就喘，久而久之就会对激素类药物产生依赖性。尤其是长期使用激素类药物的患儿，体形会逐渐肥胖，运动及自身免疫力也会受到很大的影响，所以这也是让我感到棘手的疾病之一。

首先我想谈谈孩子上幼儿园的年龄。我建议上幼儿园的年龄最好是在4岁左右，3岁前上幼儿园除了早操就没有其他的运动，孩子体格是锻炼不出来的。举一个例子，我有一个老患者，从小一旦发热超过38℃就容易出现高热惊厥，体质根本就不行，那时候我就建议妈妈让孩子4岁再上幼儿园。孩子从2岁至4岁就是需要玩和运动，大量地锻炼上肢肌肉。在写书期间这个孩子已经4岁了，开始上幼儿园整整半年，只来过我这里一次，而且还是因为积食导致的感冒，症状轻微并没有传染性。父母说孩子上幼儿园后，体质比他们想象中好太多了，身体发育得也比其他孩子快，4岁的孩子看起来就像5岁左右的体格，这是唯一让他们感到欣慰的地方。

而另一个孩子相对就没有这么幸运，2岁就上幼儿园，到了3岁基本就可以诊断为哮喘，平均每个月咳嗽、哮喘犯病的时间足足占了2/3，发病相当急促，一旦咳嗽不到半天的时间就能喘起来，必须用激素雾化，剂量还较一般的孩子大很多。而这个孩子就非常懒，能吃不爱动，所以治疗起来非常棘手，父母根本没有培养出孩子对运动的兴趣，孩子的体型也是属于肥胖型，痰湿也特别重，而且非常喜欢吃西餐。

举了上述的两个例子，并不是说早上学就会得哮喘，而是会容易诱发反复感冒、反复呼吸道感染，导致体质急速下降，就容易出现诸多疾病，比如喉炎、肺炎、过敏性咳嗽、慢性鼻炎、哮喘等问题。如果担心孩子无法融入团体，可以借由玩、运动、野游让孩子们接触大自然、动物等，有许多种方式可以培养，幼儿园并不是唯一的途径。提出4岁以后上学是因为有许多孩子因提早上学体质下降许多，我并不希望看到孩子老是发作哮喘，到了10岁父母还根本不敢让孩子运动，一动就哮喘，这样长大后如何工作竞争？只懂学习以后走向社会也很难在体力上获得优势。就中医而言，10岁患儿根除哮喘需要大量的时间和精力，父母将会非常辛苦，上述则是我唯心之论，因为近年来哮喘发生率提高了许多，希望能在此提出给大家做个参考。

父母们可能觉得这样的哮喘推拿还有效吗？效果是有的，主要看哮喘的类型，这个不难判断，有几点：①对大便偏干或便秘的孩子效果较好，兼有脾胃方面的疾病，如拉稀、消化不良、呕吐等疾病则效果较差。若还伴有脾胃虚损，则哮喘反复的概率将会大大地提高，因为中医认为脾胃是气血生化之源，如果这里伤了，粮草供应乏力，体内气血不足，如何抵抗哮喘这种疾病？孩子根本就扛不住，一般是需要配合中药来调理的，而小儿推拿由于不吃药，推拿中绝大的程度需要仰仗着自身气血的濡养，不然推拿效果便容易大打折扣；②体质的壮硕程度。孩子肌肉结实，精气神旺盛，但是出现了哮喘，这时推拿效果是很好的，可以说是立竿见影的。如果孩子并不结实，肌肉软而松弛，则疗效较差；③哮喘发病前的病史。如果发生哮喘的前几天孩子曾吃了油腻肥甘的食物，这类患儿的痰就会特别多，体内痰越多则哮喘就好得越慢。许多来就诊的孩子经常是几天前吃了虾、牛排、比萨，要不就是火锅，或含有大量黄油、蛋白质、脂肪的食物。所以说哮喘的饮食控制相对其他疾病来说应该更加严格，并不是由于对食物过敏，而是因为本身的体质容易生痰，所以不适合这类饮食。

运动锻炼对哮喘的孩子显得更加重要，主要针对肺部经络的锻炼，但是对其量和质则需要进行控制，尤其一动就喘的患儿，需要精细地控制好运动锻炼的力度，缓慢增加运动的强度，并配合均匀的呼吸。这是一种学问很深的运动方式，大多建议由专业人员进行指导，游泳肯定是不行的，必须是针对上半身的运动，只要不像跑、跳等呼吸急促的方式都是可以的。不过在哮喘的发作期需要停止运动，只有进入稳定期才可以逐渐增加运动量，切记不可操之过急。

【操作手法】

推三关 —3分钟→ 小横纹 —4分钟→ 补脾经 —3分钟→ 按揉膻中
                                                    ↓ 2分钟
按揉定喘穴3分钟 ←4分钟— 肺俞分推至肩胛骨两侧 ←2分钟— 分推膻中

【注意事项】

（1）对于哮喘跟之前的按摩手法不太相同，偏向于对穴位有针对性地按揉，力度由轻至重，由于发病期间穴位敏感度大大增加，所以力度再怎么轻都会有疼痛或不舒服的感觉。父母必须坚持，也可以间断性地按揉，但是间隔的次数最好不要太多，推拿还是以持续按揉效果较佳。

（2）定喘穴在哮喘发病的第一天经络气结点是非常明显的，孩子感到最不舒服的也是这个穴位，把这个气结点按揉开来十分重要。这在手法和力度上需要加以衡量，试着让患儿接受但是又不可以太轻，按揉时速度宜快。有部分的孩子按揉后吐了大量的黏痰，并有潮潮的汗出来，属于正常现象，不会影响脾胃功能。

【饮食调理】

（1）饮食就如前面说的不可以接触西餐、甜食（巧克力）、虾、牛排、比萨、羊肉等食物。另外平时尽量不要食用西餐类的食物。杧果等热带水果也容易上火。

（2）若是过敏性体质的儿童，记得检测过敏源，避免过敏食物的摄取，等到体质恢复稳定再逐一添加。

为什么宝宝老清嗓子

　　孩子在咳嗽后期嗓子有痰，也会发出像清嗓子的声音。如果没有咳嗽这方面的病史还发出清嗓子的声音，这就需要排除是否为小儿多发性抽动症。这类的孩子经常伴有频繁眨眼、耸鼻子、抬眉毛等症状，严重的患儿还会发出狗、鸡叫等声音。患儿大多长期服用西药等镇静类药物，因此不论是小儿推拿还是中药治疗，都需要一定的时间才能痊愈。另外咽炎、积食的患儿也会出现清嗓子的症状，积食患儿还会伴随着夜间磨牙、哭闹、翻身、口臭等症状。而患有咽炎的孩子出现清嗓子的症状，还可能是扁桃体炎、疱疹性咽峡炎疾病后期没有调理好才留下来的后遗症，所以临床上只要涉及扁桃体炎、化脓等问题，需要用中药调理一段时间，不然咽喉部会反复出现炎症。

　　季节变化对咽喉也有短暂的影响，如十月底降温，而屋里并没有供暖，家里大多打开空调或电暖炉来保暖，但是由于北京天气干冷，空气中湿度不足非常干燥，加上天气一冷孩子的运动量急速下降，摄取食物热量提高，这时候就会有一拨咽喉痒、咽干、夜间咳嗽的患儿来就诊，若平素有咽炎症状就会加重，易转化成急性喉炎、咳嗽有痰。这时需要控制孩子食量，避免吃过于高热量的食物，如鸡蛋糕、虾、鸡汤等这些属于不太好消化的食物，容易诱发清嗓子及出现痰鸣音，尤其1岁前后的孩子更需要注意。另外保持屋内的湿度，可以在夜里将湿衣服晾晒在孩子睡觉的屋里，也可以打开加湿器。但是目前有研究表明加湿器对呼吸道不好，容易将细菌、病毒或尘螨等散布在空气中使得病情加重，导致父母们很反对使用加湿器。个人则认为可以使用加湿器，只不过需要每日清洗，使用的水也应是无菌或煮沸的水，或安置具备加湿功能的空气净化器即可。有些父母会把一脸盆水搁在屋里，但是由于盆里的水并没有流动性，所以用来增加湿度的效果还不如晾晒湿衣服。

　　临床上孩子咳嗽后期嗓子里老是有一口痰而出现清嗓子，可以用葶苈子10克，加上罗汉果3克让孩子代茶饮，口感还是不错的，但前提需要让医师听听气管和肺部有无问题。曾经遇过一个2岁的患儿，并没有咳嗽，但是嗓子老是有一口痰，听诊肺部结果有肺炎的迹象，后来拍胸片才确诊下来。甚至有些孩子临床上肺部听不出来，也不咳嗽，但是一直反复发热，拍个胸片也确诊为肺炎。虽然这类的患儿占少部分，但一般临床上怕耽误孩子的病情，医师们还是需要借助胸片来确诊。毕竟医生不是神，也是个普通人，并没有透视眼和千里耳，无法光靠听诊器和眼睛看嗓子就能判断出你宝宝的全部病情，必要时是需要借助仪器或其他检验单来确诊的。所以父母们在宝宝面临检查和检验时，对医生还是尽量多一份理解和体谅。

【操作手法】

按揉天突 —1分钟→ 膻中 —3分钟→ 清肝经、肺经

肺俞、天突挤痧或刮痧 ←3分钟— 补脾经 ←各4分钟—

【注意事项】

利用小儿推拿并且配合挤痧治疗效果较好，如果怕孩子疼不敢挤痧，效果往往是欠佳的。挤痧的过程中需要适当地安慰，但是不建议突然中断。

（1）挤痧、刮痧前需要注意孩子的皮肤不可以有破损、过敏，以及慢性皮肤病的情况。

（2）挤痧过程中涂抹的是按摩油，建议事后用热毛巾进行擦拭避免出现湿疹，尤其夏天流汗后更要注意。

（3）挤痧的患儿建议当天洗澡不要盆浴泡澡，可以适当淋浴或擦澡。

（4）挤痧后会出现紫红色的痧印，一般需要5～7天才会逐渐消失。

【饮食调理】

（1）易清嗓子的孩子少食用干果类的食物，如坚果、核桃、瓜子等。

（2）冬季注意室内暖气的温度不要超过23℃，湿度也尽量保持在40%左右。如果不控制好温度和湿度，清嗓子的症状容易反复发作。

（3）1岁前后的宝宝如果没有养成喝水的习惯，需要不时地喂水。随着孩子发音叫喊的次数增多，嗓子干红的概率会有所提高。

雾霾时我该如何保护孩子和家人

因为孩子支气管的弹性较差，对于雾霾的防御力甚是不足，雾霾中有害颗粒可造成呼吸道疾病如咳嗽、咽干、咽痛及成人心血管疾病等，也会增加慢性呼吸道疾病的发作次数，同时会诱发哮喘、过敏性咳嗽、鼻炎。另外眼睛、皮肤也会出现过敏的情况。所以雾霾期间重点对呼吸道及双眼、皮肤进行护理。

宝宝鼻腔的发育与成人不同，鼻腔小、鼻道短、鼻黏膜柔软，上面分布着丰富的毛细血管，因此与成人相比更容易发生充血和水肿。在雾霾期间若有鼻黏膜肿胀、鼻塞、流鼻涕等症状发生时，宜用海盐水清洗。但是归根结底还是由于孩子的免疫力不足导致的，日常也需要加强脾胃功能，提高免疫力，可多喝四神汤。另外肺部经络锻炼也是重点要求之一，尤其是针对上半身的运动。

中医认为雾霾是外有风寒，内有湿气、燥热二气相互夹杂。治法首重"清"，清指的是排除肺部的秽浊之气，可以饮用"雾霾解毒饮"来调理。麦冬5克、川贝5克、陈皮5克、罗汉果半颗、青果5克、金莲花10克，配上1000毫升水，煮15分钟，当茶饮用，大人小孩皆可饮用。

在雾霾期间不要吃容易"上火"的食物，会让鼻黏膜肿胀导致流鼻血，如巧克力、蛋糕，糖分高的水果也要少食，如龙眼、桃子、荔枝等。临床上曾经遇到一个较为特殊的病例，一般来说孩子会有短暂数次的流鼻血，这一般是因为吃了高热量食物或者在上幼儿园的前一个月较为常见，如果是干燥性的地区，那么发生率就会更高。而这个案例是个2岁小孩，不是流鼻血而是鼻腔喷血，到了什么地步，孩子只要一哭就喷鼻血，没有错，就是"喷血"！就像喷水池一样的状态，甚至在妈妈开车的时候，孩子哭闹不愿意待在安全座椅上，结果一哭把面前的玻璃喷得到处都是鼻血，感觉就像案发现场一样，甚至引来了交通民警的注意，所以这个孩子哭起来是真心让父母头疼。在雾霾期间这个孩子喷鼻血的情况就更加严重，父母拿着血常规报告来，并没有血液方面的异常，我前3天利用中药调理和小儿推拿、挤痧，效果并不理想。这时候就建议父母彻底检查鼻腔，到专科的耳鼻喉科进行检查。7天后诊断结果为鼻血管畸形，需要等孩子长大后用西医手术治疗才行。世界上其实有许多种疾病需要中医治疗，而西医也是必不可少的。还有许多疾病就是中西医结合诊治也无能为力。一种疾病的出现往往会有相对应的治疗方式，只要找到就能药到病除，虽然有诸多的环境影响，但是我相信我们还是可以克服的，譬如雾霾！

雾霾并不会让每一个患儿都会出现症状，5岁以上的患儿对雾霾的刺激反应就会小很多。我建议雾霾期间，由于孩子活动量减少，饮食方面要更为清淡，吃饭七分饱即可。如果无法控制饮食，那就要增加运动量，雾霾期间需加强室内的运动强度，有许多室内运动场带有新风过滤系统，空气甚至比家里还要干净呢！如果是上早教课，也需要了解活动内容，肢体活动太少也是不行的。如果不能减少饭量和加强运动量，这类孩子在雾霾期间就容易生病，绝大多数是呼吸道、咽喉部位的症状较为突出，所以父母还是尽量遵循以上几点原则。

想在雾霾天减少宝宝生病的概率，长期推拿的效果最好，因为连续性推拿可以稳固孩子的免疫力，但是需要长时间累积，只在雾霾天推拿效果并不突出。每一种疾病都要一段治疗过程，建议在冬天供暖前一个月开始推拿效果是最好的，但是如果平素就有反复咳嗽、鼻炎、反复哮喘的患儿，则推拿时间就要提前至2~3个月。因为，提高孩子的免疫力和盖房子时打地基是一样的道理，没有一步一个脚印，墙和柱子是稳固不了的，即使建好了也经不起任何一次台风的肆虐，当下就得病倒。所以小儿推拿是父母要付出很大的耐心和坚持的一种中医外治法。

【操作手法】

补脾经 —3分钟→ 清肺经 —4分钟→ 分推膻中 —4分钟→ 清天河水

捏脊来回4~6次 ←4分钟— 按揉足三里 ←3分钟—

【注意事项】

小儿推拿主要是提高孩子的肺部代谢功能，加强自身的免疫力，代谢得越快则雾霾的影响越小，所以推拿的时间较长，父母需要和孩子一起坚持。

【饮食调理】

（1）雾霾天，家里的空气净化器建议配合加湿功能，不然单用空气净化器也会容易导致咽喉干燥出现咳嗽。

（2）雾霾期间肉类食物应减少摄取，加大饮水量。如果孩子不爱喝水，可以喝梨水，但是后者需要逐渐减少甜度。平时喝水量很少的孩子，雾霾天得呼吸道疾病的概率是非常高的，上幼儿园的时候喝水量需要加强。喂母乳的孩子，如果母乳的质量很稠、黏，建议让孩子喝奶后适当地喝水，冲洗一下咽喉部的黏腻感。

（3）雾霾环境中突然出现流鼻血，往往是鼻腔黏膜肿胀所导致，建议吃白萝卜、荸荠或用侧柏叶10克煮水，可以有效地清热止血。

宝宝免疫力低下，该如何调理

　　免疫力低下需要一个长期的调理过程，需要家长付出一定的耐心和毅力才行，不能咳嗽好了就觉得孩子没事，这样后期不但会遗留一两声咳嗽夹痰，有时候肺部听诊也会有痰鸣音。这种情况孩子不适合上学，而且还需要喝些中药祛痰才行。只要身体内部的痰没有彻底祛除，一旦外面的环境温度改变，饮食结构出现变化，内邪痰饮合并外邪风寒之气，两邪相夹后立马就会咳嗽、发热、哮喘等。小儿病情发展快且急促，支气管炎发展成肺炎往往也只需要半天时间。

　　台湾四神汤是一个提高免疫力很好的药膳方，由于临床上遇到的情况不同，往往有了不同的加减，同时也注意到孩子的口感，煮起来无色无味。四神汤基本方（生薏米仁30克、生芡实10克、茯苓10克、莲子肉去皮10克），提前泡3个小时，加700毫升～1000毫升水煮20分钟。加减如下：①遇到咳嗽后期只剩一两声夹痰咳嗽，早晨咳明显，痰黏易呕，可以在四神汤中加入川贝5克、陈皮5克；②出现大便每日1～2次，不成形，或消化不良，则加入生白术6克，而芡实和薏米仁都以炒的为佳；③喝奶后易出现喉中有痰，可加入莱菔子5克、炒山楂5克；④处于干燥地区或孩子平素有咽炎、慢性扁桃体炎，薏米仁、芡实以生的为主，另加入罗汉果5克、金莲花5克；⑤四神汤对于胃肠道蠕动差所导致的便秘有很好的效果，但是如果兼有肠热则需要在医师看诊后改方。有个情况需要大家重视，孩子24小时内总有痰，而且咳嗽急促、咳嗽次数频繁，父母们就必须警惕，应及时让儿科医生进行听诊，不要在家观察护理，拖延日久容易加重呼吸道的症状。另外，如喝了3天四神汤而痰咳症状无明显减轻，也需要及时到医院就诊，这就代表着孩子不是普通的痰咳，而是伴随着其他的呼吸道疾病，需要及时治疗。

曾经有个孩子寒气特别重，并且排不出来，妈妈担心孩子身体会不会以后就留下病根了，会不会体质就改变不了了。她的孩子才3岁，西医诊断为过敏性哮喘，反复治疗半年还是不行，西药又不敢吃。她经由朋友介绍才来我这里。我告知妈妈："这也是属于免疫力低下的一种表现。"我在治疗期间就要求必须运动再加上小儿推拿，同时服用1个月的中药，但是孩子妈妈太过于忙碌，连续运动才2个月就停下来，虽然之后的半年内孩子身体很好，基本属于能抗的体质，哮喘也没有再犯过，对之前过敏的食物也不再过敏，但我检查孩子的肺经气血循环根本就不到位。孩子不运动是不行的，妈妈自己在家艾灸、泡脚等可以排出寒气，但是这些能做一辈子吗？加强自身的身体素质才是最为重要的，定点定量的运动能让体内的气血循环代谢保持在一定的强度，寒气再怎么重，日复一日气血循环早晚也会把寒气排除干净，就像大人一样正常吃三餐不运动，到一定的时间就会得脂肪肝、高胆固醇、肥胖等心血管疾病，这些都是气血循环太差所导致，不管大人还是孩子其实道理都是一样的。

免疫力低下的患儿调理需要全面，尤其是35岁以上的高龄产妇生的孩子，双胞胎、早产儿，孕期有保胎史，出生后3个月内有过严重疾病的病史（吸入性肺炎等），这些孩子调理起来的时间更长、更久。对中医而言则归于禀赋不足的一类，体质欠佳，饮用四神汤时间较长，需要2~3个月，第一个月每日喝，第二个月平均2日喝一次，第三个月平均一周喝2次，可以与食物一起煮，当作药膳即可，如排骨汤、鱼骨汤、蔬菜汤、海带汤都可以，不可以与羊肉、牛肉同时煮，可以当作水喝，而以药膳方式来饮用的效果才是最佳。对上述的特殊宝宝在小儿推拿调理期间需要认真和用心，所谓坚持就是胜利。

【操作手法】

推三关 ——2分钟——→ 来回清补肺经 ——3分钟——→ 补脾经

捏积来回4～6次 ←——4分钟—— 运八卦 ←—4分钟

【注意事项】

反复感冒长达3个月、哮喘、早产儿需要加入补肾经1分钟。经常伴随消化不良，补脾经的时间需要延长至6分钟。另外加入上推七节骨3分钟、一窝风2分钟。

【饮食调理】

日常的饮食并不是吃得越好、越补，对孩子而言就越好，有些父母平时很忙，孩子基本就给保姆带，周六日三餐往往都是以肉为主，这也是现代父母的通病之一。孩子饮食需要注意，餐餐有肉对脾胃负担太大，容易积痰，久之孩子脾胃容易痰饮积聚，等到天气变化较大的时候，容易诱发咳嗽或喘，所以饮食还是需要节制的。

宝宝老是出汗如水洗，小儿推拿有效吗

出汗是孩子免疫力低下的一个兼症，这类的患儿会经常反复出现上呼吸道感染。首先我们必须来了解一下皮肤的构造，皮肤是充满着丰富的神经、血管的大系统，具有排汗的功能，同时也有保暖及散热的能力，皮肤出现的气血变化能反映出五脏六腑的具体情况。孩子一般出汗尽量以微微潮汗为佳，若是汗出如水那就是异常。出汗是人体体内代谢后排出废物的一种表现，如果饮食上喜欢吃西餐的孩子，排汗味道就会非常酸臭。外国人出汗时皮肤摸起来就较为油腻，而且汗味较重，这跟西方的饮食习惯大有关系。

中医将出汗又分为五种，在此对自汗和盗汗进行详细的叙述，这两种也是临床上最常见的情况。自汗就是白天出汗，不管是不是涉及运动，出汗量较其他孩子比起来要多得多，而且如水状，流汗就如同水珠一样，这种情况一般诊断为"卫表不固"，孩子本身体质多半是气虚。皮肤虽有保暖和散热的双重功能，而气虚就是直接导致皮肤保暖的功能失效的主因，因此寒邪容易入里，之后就可能会出现一系列的病症，如发热、咳嗽、流清涕、鼻塞等着凉症状，而且会反复发生。气虚的孩子免疫系统往往是低下的，且容易因为着凉而出现其他的并发症，如肺炎、支气管炎、哮喘等疾病。这类的患儿一般运动量都是不足的，尤其是上半身，所以孩子未满1岁时得多爬，可以适当地锻炼上肢肺经肌肉，对肺经的气血流通可以打下良好的基础。

而盗汗就是夜间出汗，出头汗为主，厉害的还有前后胸、四肢末梢出冰冷汗的情况，这类的孩子绝大部分偏向于积食出汗。由于身体有自身的代偿性反应，多余的热量会因代偿机制排出体外，而且汗味较重，甚至会散发出类似狐臭的异味，但也有少许的患儿确是因为脾虚才盗汗。中医认为"胃不和则卧不安"，脾虚的孩子往往睡眠多梦，有时还伴有哭闹及尖叫，由于生长激素在夜间分泌旺盛，而脾虚又盗汗、睡眠不安者，久之就容易影响发育，身高会较同年龄的孩子不达标，因此，需要得到父母重视。

（1）出汗有许多情况，缺乏钙质会出现多汗或夜间哭闹。有部分患儿的妈妈告知我孩子检测过微量元素，但结果是没有缺乏钙质。有少部分患儿的检测结果并不准确，临床上还需要通过整体的表现来具体判断是否缺钙，如肋骨外翻、枕秃、发质、精神状态等表现。

（2）运动过少会导致汗多，尤其毛孔较为粗大的皮肤，往往皮肤较为松垮，肌肉并不紧实，这种情况需要小儿推拿加上运动才行，不然基础易不稳，出汗便会反复不愈，这类的孩子还容易出现反复呼吸道感染。

（3）汗出过多的小儿，推拿时间要3个月左右，因为大多孩子出汗都已经持续了一段时间，甚至好几年，自汗、盗汗症状出现得越久，小儿推拿的时间就越长。这是因为小儿正气不足，故身体恢复也是需要一定时间的。若是7岁左右的孩子建议配合中药进行调理，恢复起来较快。

【操作手法】

补脾经 —3分钟→ 来回清补肺经 —3分钟→ 肾顶

捏积来回4~6次 ←5分钟— 足三里 ←3分钟—

【注意事项】

出汗味道较重、汗黏，加揉上马3分钟，可以祛除潮热盗汗的情况。盗汗并伴随着打喷嚏、偶尔流清涕者加推三关3分钟、按揉二扇门3分钟。

第七章
其他常见问题的推拿手法

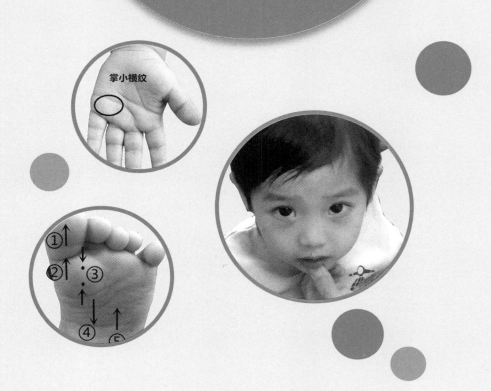

掌小横纹

宝宝身高偏矮，小儿推拿能有效果吗

前几年电视上有大批关注儿童生长发育的节目，那时候经常能听见"我的孩子个子太矮了"或"孩子这一年都不长个子"的说法，甚至父母两人平均身高不到165厘米，却要求孩子能长高至180厘米，要求孩子长得又高体格又好。这种观念其实是错误的，有些事根本不能勉强，生长发育跟遗传、基因有很大的关系，也有部分取决于后天调理，但这也只是占到了少部分。

以前在临床跟着几位老中医抄方时，我遇到一个孩子个子特别高，当时他才13岁，而身高已高达180厘米，父母身高却不足160厘米。孩子从小身高发育的速度是正常的，几年前，父母将5岁的孩子送到乡下由老人带，家里老人觉得孩子身高太矮，比不上邻居家的孙子，就每日带孩子到诊所打钙针，而且是瞒着孩子的父母。连续打了1年后孩子的确长得很快，但到了青春期却一发不可收拾，身高像野草一样噌噌地往上长，这次就医就是来咨询有没有办法限制孩子的身高发育。因为孩子开始出现颈椎病等骨科疾病，学校的桌椅都需要另外定制，给孩子的生活造成了极大的不便，然而这情况到哪里都是无能为力的。

　　那时我还没有毕业，只是感觉非常诧异，"钙针输液"就为了长身高，这种观念太匪夷所思了。越是年纪大的老人，越是觉得需要输液，就怕孩子太矮了，比不上其他人，听了真是不敢苟同。孩子的身高真能决定他的一生吗？有些人矮，但短小精干，头脑非常清晰，做起事来非常利索。而有部分太高的人就让人感觉动作不灵巧、反应不灵敏。如果是身高存在着病理异常，再干预就行。如果西医的检查结果都正常，父母也不要揪着身高问题不放。试想一个孩子从小挑食、不运动，你给吃仙丹也是长不了个子的，华佗再世也无能为力。父母强行让他长个子，逆道而行也只是物极必反，身高虽是长了不少，但是骨质不行，往往十七八岁甚至更早就会出现颈椎病、腰突、肩周炎等骨科疾病，这就是只重视骨头的成长速度而不注重骨质所导致的，各位觉得这笔买卖划算吗？想必不少父母都该后悔了吧！至少我遇到的那对父母就挺懊悔的。

　　谈到了身高矮小，我们需要谈一下"矮小症"这个名词，又可以称之为"侏儒症"。西医分析是由于生长激素分泌减少或脑下垂体发育不良所导致，当然遗传史也占据了一部分原因。这种疾病需要打人工生长激素，孩子越早治疗效果越好，有一部分的患儿治疗效果不错，但有极少的孩子治疗了2年身高根本没有增高，这在临床也比较少见。当时见到的那个孩子已经8岁了，爸爸已经有点儿不抱希望了，但妈妈不死心，这才会来寻求中医治疗，尽心学习了3个月的小儿推拿和足底按摩，连续为孩子推拿一年，隔年孩子足足长了20厘米，当然我也对家长和孩子提出了一系列的要求，其中包括每日运动次数、补钙等要求。这个孩子和妈妈也都坚持下来了，这个病例让我的印象非常深刻，至少把医师对他们的交代都做了，尽到了父母该尽的责任，这是一对很好的父母，让我感到很欣慰。

足部是长身高最重要的部位，篮球、排球等跳跃性质的运动都有助于增长身高。由于雾霾的关系加上运动、年龄等限制，一般都建议跳绳。这种运动室内和室外都可以，一日不能少于600下，最好能跳至800下左右，这个是针对7～8岁的孩子。如果年龄较小，可以适当地减少，而且是每日，一天都不能少，我非常坚持这个原则，希望大家可以做到。

这一篇涉及了足底穴位和小儿推拿两个部位，一套下来比较繁杂，大家需要好好地学习。小儿推拿操作前也要跟孩子进行沟通，自身运动也是必不可少的，一定要做到，不然效果会大打折扣的。如果这些要求做不到，那就不用学习本篇章了，因为根本没有用，身体是自己的，只有靠自己才能塑造出一副强壮的骨骼，人要健康只能靠自己，不是吗？

【操作手法】

补脾经 —— 4分钟 —→ 补肾顶 —— 3分钟 —→ 清肝经
                                              ↓ 4分钟

按揉足三里4分钟 ←— 5分钟 —— 运八卦

【足底按摩操作手法】

①主管脑下垂体，可刺激身体内部分泌生长激素，直推5分钟；②甲状腺控制内分泌，直推3分钟；③副甲状腺可以控制钙质的平衡，两个箭头往那两点直推3分钟；④肾上腺可以增强代谢，直推3分钟；⑤脾主气血生化，直推4分钟。

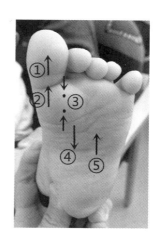

【注意事项】

（1）建议父母们自备按摩棒等工具按摩足底，避免导致手部腕关节受损。

（2）足底容易有经络气结点，推拿时易有疼痛感，力度由轻至重，不可操之过急，避免宝宝出现抵触心理。

（3）按摩顺序：足底→手掌→前胸→后背。

【饮食调理】

（1）营养均衡即可，不用刻意大补，海参、燕窝、鲍鱼等少食。蔬菜里芥蓝含钙量最高，可以与牛奶媲美，海鲜中小鱼干、鱼骨头汤都含有丰富的钙质，日常可以多加摄取。

（2）对于补钙的认知，现在许多人都不敢补充多余的钙质，就担心积累日久形成肾结石。建议处于东北地域的孩子需要服用，东北地区一年阳光照射的时间特别少，即使是冬日太阳出来，大家也是包裹得特别严，所以身体吸收维生素D往往是不足的。而南方就不太需要补充钙质，日晒时间长加上冬季的时间较短，人们户外运动时间较长，一般只要适当地补充奶制品，大多时候身体都能自行吸收钙质。那我们该如何正确地补充钙质？①空腹服用，不适合和食物一起服用，建议两餐中间或睡前，若是睡前服用不可以吃夜宵，晚餐也需要早点进食，避开补钙的时间段。②饮用水必须过滤，若不方便安装净水器可以利用过滤壶进行过滤，效果也是不错的。③乡下地区不可以饮用井水或地下水，否则患肾结石的概率则大大增加。④药物不可以与钙剂同时服用，避免彼此之间互相干扰吸收。⑤现在的年轻人，三餐不正常，睡眠时间时差混乱，没有规律的运动，加上节食减肥，喜爱喝茶和咖啡，往往一检查大多是严重骨质疏松症。曾经有一名同事，20岁的女孩骨质却是50岁的，这就是睡眠、饮食混乱、减肥所导致的，所以孩子要拥有健康的骨质需要整体地调节，必须从饮食、睡眠、健康的食物、规律的运动方面下功夫才行。

宝宝出现尿布疹、湿疹了，该如何护理

　　屁股、生殖器上包裹了外来物品，如长时间穿着尿布、裤子穿多了、尿裤子时间久了，皮肤无法保持干燥，不论是大人还是孩子，就有30％的人容易出现皮肤湿疹。湿疹临床的诊断有很多种，包括湿疹、干燥性皮炎及混合性湿疹等疾病，宝宝屁股的湿疹大多是尿布疹发展而来的。这时候就会有患者问我，尿布疹和湿疹这两种不同的诊断名称，能混为一谈吗？其实这就是中医"异病同治"的道理，两种不同的疾病，而中医的治则和治法都是一样的，一样都是清热止痒、健脾祛湿。西方国家认为中医并不科学，进行了许多动物实验想搞清楚中医的科学依据，投入了大量的时间和精力也只能明白一小部分，而绝大部分还是说不清楚的。随着外界环境变化，五运六气的演变，人体的五脏六腑、气血津液也会随之发生改变，这些用科学实验研究是搞不清楚的。

　　我们必须排除接触性过敏源，尤其是尿布这一块，有少部分日用品生产质量不过关，所以早些年尿布导致屁股或皮肤过敏的患儿不少。现在由于国家监督的力度加大，加上生活质量的提高，严重尿布疹的患儿已经减少了许多。

临床上有过一个8个月的女宝宝，由于屁股湿疹扩散至阴道口来就诊。皮疹颜色鲜红、皮肤丘疹凸出、痒、小便味道重，中医辨证属于湿热内蕴于下焦，交代好了父母做好皮肤护理，并开了中药外洗1周。过了2周还是依旧，又来就诊，说这期间好了一周后又开始犯，大家想想到底出了什么问题？答案是：父母不敢清洗女宝宝的阴道口，从宝宝出生至8个月内都没有清洗过，导致宝宝的阴道口内有大量的白色分泌物。我们要明白人体只要出现了分泌物就有感染的情况，这时尿就会往后流，刺激皮肤出现湿疹。尤其是女宝宝的外阴这个部位是每日必须清洗的，如果不清洗大小阴唇也很容易粘连，严重泌尿道感染加上粘连，要拨开清洗的时候，宝宝将会哭得撕心裂肺。拨开时可以用油或膏状物去润滑，但是还是会导致皮肤损伤，而男宝宝出现了包皮过长就要拉开后清洗，不然粘连起来跟上述的结果也会是一样的。受到母体性激素的影响，有些宝宝的分泌物较多，尤其是女宝宝的尿道较短，非常容易感染，父母可以用无菌棉球蘸上温水进行清洗即可，万万不可以使用酒精或其他药物，以免破坏阴道的酸碱值。清洗时只要胆大心细即可，不要害怕。如果湿疹还是反复不愈，建议更换成纱布制成的尿布，并且勤于更换。但若还是不好，则应及时到外科、皮肤科查看是否有肛周脓肿或股癣等情况，做个皮肤下的真菌检测，来明确病因。

尿布疹一般是由于湿热之邪蕴于下焦所致，可以涂抹紫草油。另外，利用中药白茅根30克、黄檗10克、蛇床子10克，煮20分钟煎汤外洗，一日

2次也可获得不错的疗效。给宝宝每次更换尿布时，可以让屁股适当地晾晒，以保持皮肤的干爽舒适。临床上根据孩子有无湿热，观察舌苔是否白、厚腻，加上大便的性质（臭、黏或结球）来进行判断，比如小便色黄、味重等，这些都是湿热的一种表现。如果是喂养母乳，同时建议妈妈不要进食太多补品或热量太高的食物，需要每日运动最少一个小时，促进自身湿热之气的代谢，避免积存过多湿气，导致孩子尿布疹反复加重。在急性期湿疹扩散得厉害，需要涂抹激素类的药膏，先紧急止痒，注意避免因挠痒而加重病情。

严重湿疹的宝宝往往体内蓄积着"胎毒"，这需要从妈妈孕期开始说起。由于现在的饮食结构复杂，加上食品不安全，许多宝宝一出生就容易出现全身性湿疹，严重时见不着正常皮肤，流着黄水，反复结痂增厚，皮肤逐渐呈现黑色鱼鳞状。这种情况就算中医治疗也需要一定的时间，至少需要1年，而且对这类严重湿疹，往往小儿推拿效果是不佳的。因为推拿会刺激皮肤引起反应，简单来说就是激发人体排出湿气，所以推拿后皮肤湿疹会更为严重。那具体什么样的湿疹推拿能有疗效呢？记住，一定必须是局部，有一定的局限性，例如屁股、口角、头部湿疹等局部皮肤，效果较佳。如果湿疹范围较大，一般建议口服中药及外洗疗效较好，一旦前胸后背都是湿疹，则不宜进行捏脊、挤痧、刮痧等疗法，易刺激皮肤反复加重。

临床上具体有几种湿疹是由于人为所导致的，具体护理及预防如下：

（1）室内温度：这种情况分成很多种，首先新生儿往往都是捂得太过，明明大人穿得比孩子还要少，却要给孩子包得比大人还多，往往不用一周全身就会出现大大小小红色的皮疹。首先需要减少衣物包裹，然后可以用金银花10克、竹叶8克、土茯苓10克，加水煮20分钟泡澡，每次10~15分钟，1日2次。另外，冬季供热时需要注意室内的温度，北京冬季建议室内温度20℃~23℃，湿度在35%~40%。如果地处潮湿地区，就要适当使用除湿机，避免人体积累太多湿气。室内温度需要进行调控，空气中温度或湿度太高也会导致皮疹加重。另外，喂母乳的妈妈饮食需要清淡，避免食用鱼虾、蛋白质太高的食物，奶粉喂养则选择热量或蛋白质含量较低的品牌，等湿疹缓解后再行更换。

（2）孕期的因素：孕期原因可能占绝大多数。另外跟备孕期的关系也较为密切。首先备孕期前半年，必须调整好自身的饮食习惯，有几点需要注意：①不能吃太"脏"的食物，其实范围太过于广泛，如麻辣小龙虾、水煮牛蛙、麻辣烫、羊肉串等辛辣之品，这些食物容易诱发中医所谓的"胎毒"。临床上就曾经遇过一个出生就出现严重湿疹的患儿，全身上下就没有一处好的皮肤。结果一问，妈妈在怀孕期间每天一定要吃一餐麻辣烫或羊肉串，足足吃了10个月到胎儿出生，所以这个患儿的湿疹情况就特别厉害。其实这在孕期内都是可以避免的。②边吃辣边喝冰饮，这个也不行。女人不要跟辣这个口味交往太深，不然更年期过后容易出现生殖系统的异常，如多囊、子宫肌瘤等增生性疾病，而且在坐月子期间产后身痛、腰酸背痛、月经不调出现的概率会较高，尤其地属干燥气候更不适宜食用。③孕期前半年有严重的阴道炎，甚至波及至屁股皮肤等较大的范围，一般建议彻底治疗后再怀孕，可以减少孩子从产道出生皮肤感染炎症的概率。

【操作手法】

清天河水 —— 4分钟 —→ 补脾经 —— 3分钟 —→ 清小肠经

按揉足三里3分钟 ←—— 3分钟 —— 运八卦 ↓ 3分钟

【注意事项】

（1）尿布疹是由于湿热下注所致，重点在于清利湿热，推拿期间需要大量饮水，促进湿热之邪的排出。

（2）洗澡的温度不宜过热，避免刺激皮肤的角质层加重损伤。

（3）皮肤干燥的患儿，需要早晚涂抹乳液，尤其位于东北地域，入冬后需要适当加入橄榄油进行涂抹，可以形成保护膜防止皮肤水分的蒸发。

【饮食调理】

母乳喂养的妈妈需要注意饮食，不能食用蛋糕、西餐等油腻食品，海鲜、牛羊肉等发物应减少食用。

宝宝出牙晚怎么办

　　出牙其实是衡量宝宝骨骼质量的标准，牙齿早出晚出临床的意义都不同。不到4个月早出牙的宝宝，往往是妈妈在孕期中补充过多的钙质所致，加上饮食的摄取，所以孩子出牙特别早。这类的孩子长出畸形牙的概率也很高。我的姐姐就是孕期补充钙片过度，孕期内把鲜奶当水喝，孩子4个月就开始出牙，逐渐地牙齿上下无法对齐，到了六七岁换牙后逐渐长出了畸形牙，牙齿快速乱长，甚至1个牙龈能长出两颗恒牙，互相挤压导致牙齿变形，所以后期在矫正牙齿上面花了不少心力，孩子从7岁看牙科矫正，直到15岁才逐渐稳定。因为孩子生长发育的速度太快，每年牙齿都需要不断地矫正和调整，每周还需要固定看一次整形牙科，真的是特别费心费力。所以孕期需要在医生的指导下正确补充钙片，观察一天摄取的奶量，不要过度补充。

　　临床上曾经见过一个1岁宝宝体重16斤，困扰父母的是孩子还没有出牙，检查牙龈后发现并不是很饱满，孩子伴有长期的消化不良。这类宝宝属于轻度营养不良的范畴，给孩子一周推拿3次，共推拿了2个月，牙齿出了4颗，而且体重增长，胸廓增厚，跟家长交代了注意事项。过了3个月，孩子回来复诊，共长了8颗牙，而来复诊主要是因为孩子出现呕吐，因为旅游时孩子吃了龙虾。其实喂养孩子很简单，青菜、豆腐、瘦肉就可以了，食物越是复杂，孩子的脾胃越是遭罪，简简单单吃饭就能健壮地成长，不论大人还是孩子都是一样的。

我们再来谈谈牙齿的结构跟脾肾有什么关联，脾及肾经往往称之为后天之本和先天之本，牙齿和牙龈是口腔中的主体结构，给小儿推拿这两经以补法为主。另外，经络中入上齿为足阳明胃经，此经为水谷气血之海，易于化热；而手阳明大肠经为传导之官，入下齿，主要以排泄大便为主，所以不建议在两穴上运用补法，若操作补法，孩子会容易出现牙龈上火出血、大便干结等反应。其他疾病所导致的不出牙、晚出牙，如脑瘫、智力不足、语言发育迟缓等，这些疾病在此则不多加论述。

"脾胃为气血生化之源"这句话是儿童体质的精髓，不出牙的孩子往往是因脾胃气血生化不足，所以在推拿期间配合四神汤，效果更能立竿见影。在临床上不出牙往往就是要补充钙质，有些父母就说："补了好几个月的钙也不出牙，这是为什么？"网络上有些人给出了"吸收不了"的答案，就我的观点来说，牙齿里面布满了神经、血管等细微结构，逐渐发育成熟才能在牙龈里形成牙胚，接着营养供给牙齿才能出牙。牙齿没有营养供给的来源，每天补钙是不会有太大效果的，而组织结构的生长还是需要脾胃气血的供给，所以消化不良、经常拉稀的孩子，出牙的时间会延迟或不顺畅，甚至3～6个月都不长体重，严重的会出现反复感冒的情况，所以中医说"脾胃衰则百病皆生"这句话是非常有道理的。

【操作手法】

补脾经 ——4分钟—→ 补肾经 ——3分钟—→ 运八卦

↓ 4分钟

清肝经3分钟 ←—3分钟— 按揉脾俞

【注意事项】

（1）治疗不出牙的小儿推拿时间较久，持续时间不能少于2个月，一般孩子较小，所以建议睡觉时推拿，随着孩子入睡的深度再逐渐加重力度即可。

（2）利用纱布加上温水擦拭并按摩牙龈也有不错的效果。

（3）增加孩子的运动量，可以促进钙质的吸收速度，因为这一类的孩子比较喜欢被人抱着，不爱翻身、爬等运动。

【饮食调理】

如果已经超过1岁的患儿，需要训练磨牙的动作，食物不要太过于细致，适当利用苹果或梨等块状食物让孩子磨牙，可以促进牙齿生长和咀嚼肌的发达，有利于以后的辅食喂养，咬咬胶也可以，但会咽部的肌肉训练会较为不足。

宝宝一喂辅食就恶心怎么办

在临床上遇到很多这样的孩子，尤其是让老人带孩子最为常见，孩子明明就吃不了却一定要硬喂进去，导致孩子看见食物就觉得恶心，连带着对吃饭的地点和喂养者都会觉得厌烦。看见孩子不吃了，老人更紧张，加餐加点地追着喂，生怕养不好孩子，孩子的体重也不轻，孩子都快1岁，平均3个小时吃一次饭，奶与正餐轮着喂，再加上水果，不时再喂点零食。孩子的胃容量本来就不大，就这样吃饭大人也受不了，看见饭就觉得恶心，但是不见得医生说了家长就会照做，有时候喂养的事对医生来说也显得很无奈。

不论是瘦小还是肥胖的孩子，喂养的时间和方式不对就容易出现恶心的反应，如果排除其他喂养因素，临床有少部分是心理问题所致，如自闭症、神经障碍性疾病，这类为先天性因素。另外就是孩子的吞咽功能，缺钙会导致喉头软骨软化，也会影响吞咽能力，补充钙质也是必需的。

"恶心"就中医的辨证角度来说就是"脾胃升降失司"，指的就是平衡杠出现了高低不均的情况。中医认为"脾气主升，以升为顺，胃气主降，以降为和"，两者在生理功能方面若无法维持在一个动态平衡点上，则常见的就是胃气不降反而上逆，还能出现打嗝、嗳气等症状。胃主受纳，指的就是有接受和容纳食物的功能，我们又称之为"太仓"，就是仓库的意思。孩子容纳食物有一定的限度，超过仓库的容量时肯定要代谢出去，不是吐就是拉，所以饮食三餐节制、规律、适量显得很重要。

【操作手法】

推板门（横纹推向板门）$\xrightarrow{\text{3分钟}}$ 清胃经 $\xrightarrow{\text{3分钟}}$ 运八卦 $\downarrow$ 4分钟

摩腹3分钟 $\xleftarrow{\text{2分钟}}$ 补脾经 $\xleftarrow{\text{3分钟}}$ 揉脾俞

【注意事项】

生姜精油3滴，配合20毫升杏仁油稀释，加上小儿推拿会有不错的效果，摩腹需要注意力度，必要时可以按揉膻中2分钟先顺其气，而后再行摩腹。

【饮食调理】

（1）喂养要有节制，随着年龄的增长，宝宝的辅食要不断地丰富，平均与奶隔开5个小时。

（2）家里如果有"三高"的老人，建议尽量不要由他们做饭，因为体力不行，饮食也会有所偏向，导致营养不均衡。

（3）奶和辅食不要同时在一个时间点进食，尤其是接近2岁的宝宝。另外，需要少吃零食。

宝宝夜里老尿床，该如何推拿

有个妈妈觉得孩子平时手脚冰凉，应该是阳气不足，一天睡前给宝宝脚底按摩涌泉5分钟，夜里孩子居然尿床了，问我这是为什么，涌泉穴明明是补肾大穴，按摩后为什么会出现尿床。究其原因，其实是妈妈在手法操作上的问题，这位妈妈操作的方向是错误的。顺时针为补，逆时针为泻，轻按为补，重按则为泻，当时这位妈妈并没有注意方向和力度的问题。

从医学上来说4岁还尿床就属于病态，又可以称之为遗尿，西医则需要进一步检查有无隐性脊柱裂，这类疾病就会出现尿床。也有部分患有隐性脊柱裂者终身没有症状，但严重的还需要做手术才能治愈。对于重度尿床则需要配合中药，对于轻度尿床小儿推拿有不错的疗效，可以有效地刺激脑部神经，建立憋尿感，临床上有一部分患儿需要通过夜间的训练来建立。

对于夜间尿床的患儿，我往往会咨询家长：叫孩子上卫生间了吗，大多的回答都是叫不醒抱着去的。其实最大的技巧就在于"醒"，孩子起夜时必须清醒，不能迷迷糊糊地上卫生间。此时孩子没有建立排尿反射，大脑以为还在做梦，所以必须叫醒孩子。温水擦脸也可以，必须让孩子上卫生间那几分钟是清醒的，这样训练的效果才是最好的，膀胱的排尿反射才能有效地建立起来。

睡前不要大量喝水，现在的孩子上幼儿园时喝水较少，有一部分的孩子下课后就拼命喝水，到了夜间尿床的概率就增加，所以应该养成白天喝水的习惯。

少喝刺激性的饮料，尤其是可乐、雪碧等含有气泡型的饮料。另外，不能喝冰饮、少吃瓜类等水果。

【操作手法】

利用食指和中指按揉 ———各3分钟——→ 补肾俞、按揉七节骨
百会、脾俞、肝俞

各2分钟↓

补肾经2分钟 ←———4分钟——— 补脾经、按揉上马穴

【注意事项】

对于重度尿床的患儿需要配合艾灸或快针，治疗效果更为明显。

【饮食调理】

饮食不要太过寒凉。曾经有一个父亲带着3岁男孩，当时孩子已经尿床半个月左右，那时候正值夏季，利用小儿推拿治疗到第5天效果并不明显。仔细询问，原来父母怕孩子夏季暑热，每日煮绿豆汤当水喝，于是我让家属停止饮用，再连续推拿4日效果就非常显著。夏季可以喝绿豆汤去暑热，但是应该适可而止，不能完全当水喝，一天24小时全部拿绿豆汤当水喝，对脾胃而言就是过度寒凉。另外，也不能一律认为尿床就是肾虚，拿着一大堆鹿茸、海参、人参来给孩子食用，不但容易性早熟、上火，甚至会导致性激素水平混乱，出现提早来例假等问题。平素注意腿部及腰背部的体育锻炼，肌肉力量太差会导致膀胱周边的韧带松弛，所以如画画、读书等静态活动都不适合。

天气太热宝宝中暑了，推拿能有效吗

中暑有什么样的症状，首先，季节性明显大多是在夏季，症状为出汗量较大、口渴或口干舌燥、恶心、呕吐、疲劳，严重者就会出现发热、昏迷等症状，而利用刮痧来治疗中暑的临床效果突出，对成人和小孩都是适用的。

出现中暑时往往会因处于不同的环境，譬如爬山、徒步旅行等，无法及时送到医院，就算救护车到达也是需要时间，所以生活中具备刮痧这个技能相当重要。如果当下没有刮痧板，那么可以将随身携带的硬币或汤勺当作刮痧板来使用，既方便又能保证效果。

【操作手法】

刮痧板以油类为润滑剂，刮三关、天河水、清六腑、肺俞及颈部两侧，以皮肤出痧为度。

【注意事项】

处理中暑时，周边环境需要阴凉，如果没有润滑油（橄榄油、麻油皆可），也可以选用水来刮痧，可以起到退热祛暑的效果，只是疼痛感会较为明显。

【饮食调理】

中暑期间要大量喝水并补充电解质或运动饮料，也可以含一口糖果或巧克力来补充所需的葡萄糖。

宝宝出现近视眼了，该怎么办

近视是时代进步的产物，我对近视的印象是非常深刻的。曾在门诊有一对老人领着孙女过来，那个孩子才 2 岁多却戴着400多度的眼镜，也是过来咨询利用小儿推拿治疗近视的问题。当时我提出了两个问题，一个是不是先天性因素，如眼部周边肌肉的畸形或过度强直导致眼周压力过大所导致，那么这是需要手术的，这一般是胎儿时期就出现的问题。但咨询结果并不是，医院检查的结果就是近视，没有任何其他因素的影响，这个孩子由于出生后非常爱哭闹，只有看电视不会哭闹，所以父母经常让孩子看电视，出生2个月就开始看，父母认为看电视伤眼睛，干脆买个投影机让孩子躺在床上也可以看，认为看投影机应该就不会近视，这样孩子就不会哭闹。等到了2岁就有了专用的平板电脑，因为父母相当忙碌，老人带着孩子有心无力，孩子一天下来看平板电脑的时间也很长，不然就哭闹厉害，老人往往受不住，最后只能用平板电脑来安抚孩子，长久下来则视力越来越差。我建议可以推拿，但要保证一天下来用眼时间不超过30分钟，看电视和平板电脑的时间必须限制，全家人之间的沟通也要做到位。另外还有几点要求。

（1）限制看电视的时间和次数，一天看电视的时间不能超过30分钟，如果孩子哭闹时要求看，就需要大人们的配合，千万不能顺着孩子。如果已经长期养成习惯，孩子的不良反应和哭闹表现就会加倍，父母们需要有心理准备，可以增加户外活动来转移注意力。

（2）规律地运动，增加户外活动量，一周必须运动2次～3次，早晚各做一次眼部保健操，提高自身眼部的气血循环，有助于视力的恢复。

（3）每日观看绿色植物10～20分钟，1日2次，可以放松眼部周边肌肉，避免眼压过高。

【操作手法】

利用食指及中指按揉攒竹、坎宫、太阳、百会各3分钟，肝俞、脾俞各2分钟，捏脊来回4～6次。

【注意事项】

（1）治疗近视的效果因人而异，没有控制好看电视或用平板电脑的时间，则临床效果不佳。

（2）推拿时间较长，需3～6个月，后续隔一日推一次即可。

【饮食调理】

饮食结构合理，水果宜多食蓝莓、胡萝卜等。重度近视、弱视患儿可以口服叶黄素。另外，少食辛辣食物，少喝碳酸饮料。

宝宝出现霰粒肿或麦粒肿，该怎么办

霰粒肿或麦粒肿在临床上有时候不好区分，麦粒肿其实就是老百姓俗称的"针眼"，主要是眼部腺体感染，而部位容易在外麦粒肿或内麦粒肿中滋生，会出现痒、红肿、疼痛、眼部分泌物增多，逐渐硬结、化脓。治疗时只要把脓排出去或使用抗生素就行，和中医所说的"给邪气引出路"是一样的道理，不通则痛，通了就不痛。而霰粒肿是一种非常棘手的疾病，由于分泌物累积形成肉芽肿阻塞了睑板腺，逐渐形成数个硬结，上下眼睑都可以出现，而且难以吸收，只有少量硬结可以自行吸收，但硬结兼肉芽肿者则大多需要手术。这类孩子手术是非常遭罪的，若及时用中医外治法治疗，那么只要是在急性期处理的，就不会到手术的地步，但是一定要掌握好治疗时间点。霰粒肿容易在发热、扁桃体炎或化脓、咽喉发炎、急性中耳炎等气血壅滞不通的情况下出现，这时需要注意眼周皮肤有无红、肿、热、痛的情况。

对于霰粒肿、麦粒肿的治疗，我首选的是耳尖放血疗法，在急性期操作的时候效果极佳，甚至1～2天就可以消退。急性期用耳尖放血可以促进眼周分泌物的代谢，从而阻止其形成肉芽肿。而慢性期放血疗法则是大打折扣，临床效果不佳，因为已经形成肉芽肿，有部分患儿选择长时间口服中药，但能坚持下去的患儿还是少数。右图中的孩子就是检查出长了

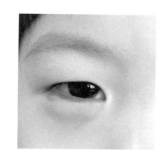

5颗霰粒肿，孩子从小的饮食习惯就是吃高蛋白食物，如虾、螃蟹、羊牛肉，而且妈妈在孕期中不太吃青菜，绝大多数是以肉为主的饮食结构。所以霰粒肿患儿需要控制饮食，因为即使手术也容易反复发作，控制好饮食结构是主要关键。

【准备物品】

75%酒精棉球或酒精棉片、采血针26～28皆可、无菌干棉球、创可贴。

【操作手法】

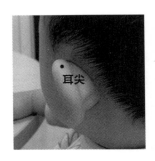

耳尖

先将耳朵按揉2～3分钟让其充血，选择耳尖最高点，利用采血针点刺1次，出血后再进行约10次的耳部挤血，擦拭数次后出血会逐渐减少，消毒干净后贴上创可贴或伤口贴布即可。若消毒不到位，则建议由医师进行操作。

【注意事项】

建议在疾病发作的72小时之内操作，病情不宜拖延太久，否则容易累积邪气。放血后耳尖会有少许的紫色肿胀，需要7～10天才会消失，每日用无菌生理食盐水进行清洁，保持干燥，12小时内耳朵不要碰水。

【饮食调理】

（1）麦粒肿大多以感染居多，是由于孩子手部不干净揉眼睛导致的，抱孩子、喂孩子吃东西的成人要注意手部清洁，尤其是上卫生间前后，避免接触感染。西医治疗方案以抗生素眼药水或眼膏为主，需要在医生指导下使用。要避免误诊为霰粒肿，因为抗生素对霰粒肿效果不佳。

（2）霰粒肿患儿大多有一个共同特点，长期食用高蛋白食物，尤其是西餐，其他如虾、螃蟹、羊肉、黄油、奶酪等，需要控制对蛋白质的摄入量。

在家中该如何挤痧

挤痧在临床上治疗的范围很广泛，在有发热、扁桃体炎、肺炎、咳嗽、便秘、夜啼不安的情况下都会涉及挤痧这个手法。挤痧是一种通过挤压皮肤促其出痧的外治方式，可以达到疏通经络、活血化瘀之目的。扩张毛细血管，增加汗腺分泌，促进血液循环，对于高热、中暑、肌肉酸疼、咽喉肿痛等所致的风寒外感、热毒壅滞之证都有立竿见影之效。在背俞穴上有针对性地选择穴位，进行挤痧疗效更佳。

【挤痧部位】

发热、扁桃体炎、咽炎、咳嗽以大锥和肺俞为主穴，哮喘可以加定喘穴。夜啼哭闹加肝俞、脾俞。便秘加大肠俞。

【禁忌证】

皮肤破损、荨麻疹、皮炎、湿疹、静脉瘤等外科皮肤性疾病不宜操作本法。

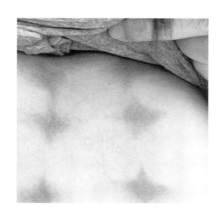

【操作手法】

选择好背部穴位，利用两掌的拇指和食指向中间的皮肤挤压、提拉皮肤，使其充血出痧。

【临床应用】

高热、中暑、咽喉肿痛、肺炎、咳嗽、哮喘等疾病。

【注意事项】

患儿会出现疼痛的情况，挤痧力度由轻至重，以出痧为度，痧的颜色会呈现深红、深紫，需要5~7天后才能逐渐消退。若身体内部没有气血拥堵，挤痧是出不了痧印的。